百病由腎起，胃好命就好

北京中醫藥名家
張霆——著

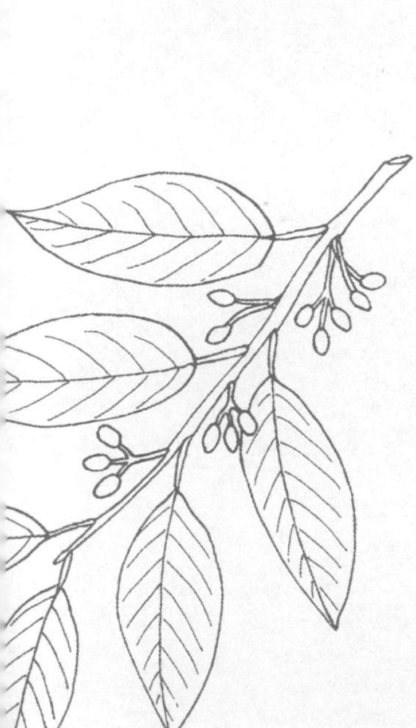

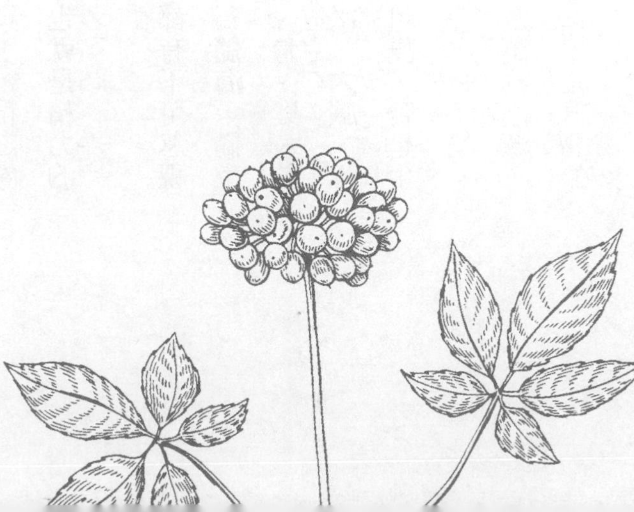

前言

養生必養腎，腎精充足臟腑安。《黃帝內經》說：「腎者，主蟄，封藏之本，精之處也。」「夫精者，生之本也。」就是說**腎精是生命的基礎**，決定生命的活力，也就是精力的盛衰，取決於腎，所以保腎固精的重要性不言而喻。

腎乃一身能量之源頭，補腎對於現在和未來，對於人的任何一個年齡階段都有不可忽視的重要意義，它的健康是我們生活品質的保證。人的大腦，由腎而生，因為腦為髓海，髓生於腎，**所以腎虧的人腦力常苦不足，稍微用腦多，即感頭昏腦空。**人的耳、齒、骨、髮、前後二陰都和腎密切相關，這叫做腎藏象系統。總之，人的泌尿、生殖、內分泌、大腦、骨骼、造血、免疫力……都和腎有密切關係，腎還和肝、心、脾、肺緊密關聯。可見，腎是生命之源，**養腎就是養命的說法一點也不誇張。**

脾胃乃生命之本。**「百病皆由脾胃衰而生也」**，《景嶽全書》說：「土氣為萬物之源，胃氣為養生之主。胃強則強，胃弱則弱，有胃則生，無胃則死，是以養生家必當以脾胃為先。」《圖書編・臟氣臟德》說：「養脾者，養氣也，養氣者，養生之要也。」由此可見，脾胃健康也是人體健康長壽的根本。

中醫學認為，腎為先天之本，脾胃為後天之本。意思是，腎中的精氣是父母遺傳所得，脾胃是人體的消化器官，能將人體所吃的食物轉化為營養物質，從而被人體吸收和利用，也就是中醫說的「脾胃為氣血生化之源」。

所以，養生的重點，應在於養腎和養脾胃，把「先天之本」和「後天之本」都調養好了，人焉有不長壽的道理？

本書著眼於讀者生身健康，將養腎與養胃融於一處，從根上調理身體，安全、簡單，真正實現科學預防、零傷害治療的願景。掌握了它們，我們的健康城池就會固若金湯。

本書內容豐富翔實，通俗易懂，文字簡練，集知識性、科學性、可讀性與趣味性於一體，可滿足不同文化層次、不同職業讀者的需求。適合廣大群眾，特別是腎病、胃病患者及其家屬閱讀。

目錄 CONTENTS

PART 1 腎為生命之源

CH.4
啟動腎經，喚醒人體自癒潛能

CH.5
中藥養腎，溫和補泄不傷身

CH.6 食材養腎，會吃讓你生命更旺盛

CH.7 糾正不良習慣，養腎細節是關鍵

PART 2 胃乃生命之本

CH.4
食物是最好的補藥，選對食物養好胃

CH.5
打通脾胃經，不花錢也養生

CH.6
順時養生，一年四季護好胃

CH.7 中醫小驗方，尋常胃病一掃光

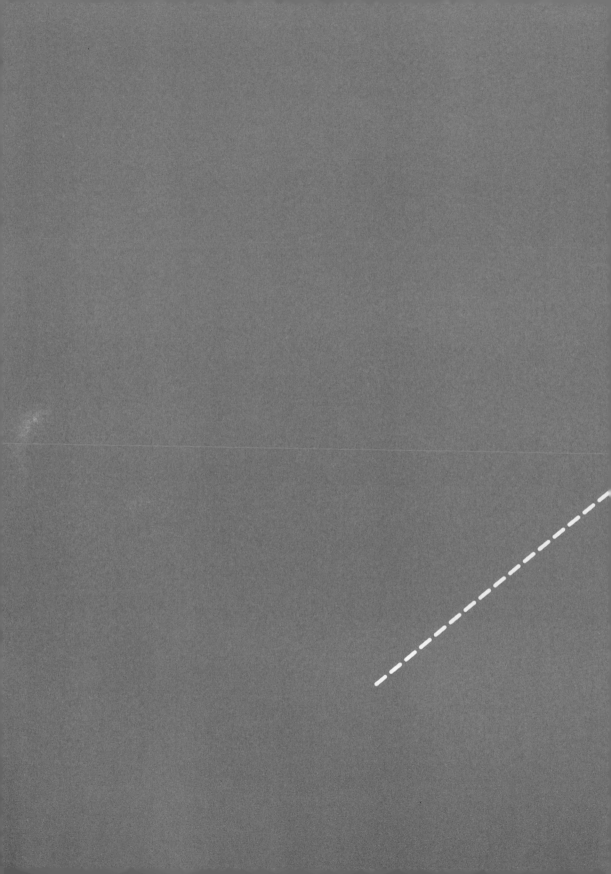

PART 1

腎為生命之源

CHAPTER 1

腎虛是百病之源，遠離疾病從腎養

了解你的腎臟

在人體中，腎臟非常重要，它具備多種功能，比如生成尿液，以此消除人體內的代謝產物、廢物及有毒物質。具備內分泌功能，可以生成腎素、紅血球生成素、前列腺素、激肽等。由於腎臟的存在，人體內的環境才得以安定，新陳代謝才能正常運轉。

現在就來認識一下腎臟具體有哪些功能。

1 排出人體內的代謝產物，和對人體不利的外來物質

任何時候，人體都在進行新陳代謝，過程中一定會產生某些對人體無用或有害的物質。這些物質中的一小部分需要從胃腸道排出體外，大部分需要通過腎臟的幫助才能排出，讓人體的各部分機能正常運轉。

另外，腎臟還能將外來的有毒物質排出。一些化學藥品中的有毒物質會危害腎臟，這是因為人體想要排出這些化學藥品必須通過腎臟。若是腎臟不健康，人體就不能很好地排出有害物質，廢物就會在體內越積越多，最終導致疾病發生。

② 生成尿液，維持人體內的水平衡

此功能是腎臟功能的主要表現。當血液流經腎小球時，在壓力的作用下，使一種與血漿相同但不存在蛋白質的液體濾出，這種液體就是原尿。原尿流經腎小管時，大量的水、所有的醣和一些鹽，被吸收到血液中，其餘的液體便是尿。

一般情況下，健康成人一天的尿液約在一千五百毫升，色澤為淡黃色。尿量太多或太少都可能顯示腎功能存在缺陷。

③ 保持體內的電解質和酸鹼，處於平衡狀態

腎臟可以調節人體內所有離子，比如控制鈉離子，主要的原則為多吃多排、少吃少排、不吃不排。對鉀離子調節的原則為多吃多排、少吃少排、不吃也排。此外，磷、鈣、鎂等離子的平衡也由腎臟調控。電解質的平衡，可以促進體液的滲透壓維持穩定狀態。

腎臟還能調控體內的酸鹼平衡，將代謝過程產生的酸性物質以尿液方式排出。還可以調控酸性和鹼性物質排出的比重，當血液中的某些物質過多時，腎臟會自動將這些多餘部分排出。此外，腎臟還能生產氨和馬尿酸，使酸鹼維持平衡。不少腎臟患者出現酸中毒，就是腎臟無法發揮其維持酸鹼平衡作用導致的。

4 調節血壓

腎臟可以分泌腎素，使血壓上升。當人體攝入的鈉過少時，血漿容量變少、腎臟血液灌注壓力下降時或直立體位時，細胞中便會分泌出腎素，通過一系列反應，使血壓上升。

此外，腎臟還會分泌促使血壓降低的前列腺素，這種物質分泌出來後，會使腎皮質血流量變多，加強利尿排鈉，使外周血管的阻力變小，從而使血管擴增，降低血壓。

除了以上四種功能外，腎臟還能促進紅血球生成，加強維生素D的活化。

養腎迫在眉睫

從中醫的角度，腎藏精，主生長、發育、生殖、水液代謝等功能，被稱為「先天之本」。腎精虧虛，會導致臟腑功能失調，引發各種疾病，因此，養生學家將養腎看作抗衰防老的重點。**人體衰老**和**壽命長短**在很大程度上取決於**腎氣強弱**。

現代人生活壓力大，工作忙，常常熬夜加班，飲食不規律，身體長期透支，非常容易腎虛。腎虛會導致鬚髮早白、頭暈耳鳴、失眠健忘、陽痿遺精、精神疲乏等。孫思邈的《千金要方》中說「男子貴在清心寡欲以養其精」，由此可見，少欲為養護腎精的重點。腎精充足，人才能健壯，擁有旺盛精力，在激烈競爭中勝出。中老年人注意補養腎臟，可以延緩衰老。

我有個朋友的兒子成績非常好，高三學習壓力增大，每天都到淩晨才睡。時間一久，孩子開始失眠，記憶力下降，常常心情煩躁，看醫生後才知道是熬夜太多引發的腎陰虧虛，通過一段時間的滋補腎陰後，症狀才得以緩和。

生活中，這種透支腎臟健康的例子很多，現代人所患的疾病更是讓人難以琢磨，實際上，很多亞健康（介於健康與疾病之間的生理狀態）問題都和腎虛有關。可以說，**腎虛**已成為現代人健康的**最大威脅因素**。

臟腑要通過腎氣的濡養、溫煦才能正常運轉。腎氣充足，它們就會生機勃勃；腎精充足，人才能擁有健康的骨骼，耳聰目明。腎之精是生長發育、生殖的根本，腎精虧損，腎臟就會出問題，腎臟出問題勢必會傷及其他臟腑，反過來，其他臟腑出現疾病同樣會傷腎。可以說，**腎為人體之原動力**，**腎虛了**，**人也就沒了動力**。

腎虛沒有年齡之分，尤其是現代人，養腎工作迫在眉睫。從中醫的角度，小兒是純陽之體，生命力旺盛，但臟腑功能較弱，應做好輔助腎陽的工作，從小為腎臟健康打好基礎。而成年人應規範日常生活，時不時減壓，防止對腎臟產生進一步的傷害。

腎虛是怎麼回事？

通常情況下，人們說的腎虛指的是**腎陽虛**、**腎陰虛和腎陰陽兩虛**。很多腎虛者都不知道自己屬於哪種，就無法針對病症調養。所以，清楚自己是哪類型腎虛是調養腎虛的第一步，也是最關鍵的一步。

那麼，不同類型的腎虛都有哪些症狀呢？

❶ 腎陰虛

腎陰是存在人體內的物質，腎陰虛就是缺少某些物質。性生活過多、體力勞動過重，或先天虛弱所出現的一些症狀，比如四肢無力、腰腿痠痛、牙齒不牢固、記憶力下降等，都是腎陰虛所致。出現以上症狀時，很可能就是腎中藏的「精」太少了。另外，腎陰虛患者還可能出現五心煩熱的現象，這可能是體內缺乏陰液所致。

想像一下，如果人體中的陰液就是身體內的水，腎陽是人體內的火。一般，水與火的能量互相抵消，相互牽制。若水缺乏了，火的能量就會壓過水，使人體出現熱象，比如口乾舌燥、盜汗、手足心熱。對此《黃帝內經》有描述：陽虛則外寒，陰虛則內熱，陽盛則外熱，陰盛則內寒……。

人體內缺少腎精或陰液，都會使自身出現一些生殖疾患。男性易出現勃起不堅、性功能障礙等病症；女性易出現月經紊亂、月經量過少、不孕等病症。這類患者應著重調理腎臟，在調理腎臟的中成藥（科學中藥）中，**六味地黃丸**療效很好，可滋陰補腎，對腎陰虛所致的腰膝痠痛、潮熱、耳鳴等具有很好的療效。

❷ 腎陽虛

腎陽虛，就是腎功能虛衰，即發熱功能和腎精的化氣功能無法正常發揮。腎陽虛的症狀與腎陰虛差不多，都會出現四肢無力、腰膝痠痛等症狀。但是腎陽虛患者在出現腰痛時，腰間會有發涼的感覺，這是因為腎陽虛患者不僅氣不足，陽也缺乏。這種發涼的感覺會傳遞到全身，所以腎陽虛患者非常畏懼寒冷。腎陽虛患者的表現為臉色慘白、無精打采、四肢乏力、滑精早洩、尿頻，甚至尿失禁等。這類患者很容易出現不孕、遺尿等病症。

❸ 腎陰陽兩虛

腎陰陽兩虛患者可表現為畏懼寒冷，也畏懼炎熱。也就是冬天非常怕冷，夏天怕熱。

通常，**中青年人最易出現腎陰虛、早洩遺精；中老年人最易出現腎陽虛、陽痿**。了解每種腎虛的症狀，就能判斷自己是哪種腎虛，對症治療，儘快調理。

什麼人容易腎虛？

如今社會發展迅速，人們在滿足物質生活後，對精神生活要求越來越高。他們不願虛度光陰，所以夜生活成了寄託；他們不甘寂寞，所以經常以菸酒為伴；他們不願甘為人後，所以拼命工作……，但這些都在無形中傷害腎，導致腎虛。哪些人最易出現腎虛呢？

❶ 先天不足的人

先天不足指的是人出生時，健康狀況不好。先天不足的人群多見於父母體弱多病時懷孕、酒後懷孕、高齡懷孕等生下的孩子。這類人易出現腎虛，這是因為腎乃先天之本，藏精，腎精主管的範圍包括機體生長、發育與生殖能力。若父母精血缺乏，其子女就易腎虛。

❷ 經常熬夜的人

社會發展越來越快，人們工作熬夜加班實屬正常。此外，豐富多彩的夜生活也無時無刻吸引著男男女女，比如唱歌、玩電腦、上夜店等。這樣工作或生活都會耗損陰精，嚴重時便會傷腎，使人出現黑眼圈、精神萎靡等，特別是四十歲以上的中老年人，更容易腎虛。

❸ 精神壓力大的人

隨著社會高度發展，人們的壓力也隨之增加。很多人剛踏入社會便感到強烈的競爭壓力。同事間的競爭、與主管間的相處、感情問題等所產生的壓力，壓得人喘不過氣。因為壓力，有些人脾氣日益暴躁，有些人抑鬱憂愁。長期如此，身體免疫力便會下降，導致腎虛。

❹ 經常吸菸、酗酒的人

吸菸傷肺，在中醫看來，肺屬金，腎屬水，金生水，肺金可以說是腎水母親。在生理功能中，肺腎相生，意思就是肺腎二者互相合作、影響。所以，肺氣受損便會影響到腎氣，導致腎虛。

酗酒傷肝，而肝腎同源，肝腎之間關係緊密，肝藏血，腎藏精，精血同源，相互滋養和轉化。若是肝血受損，腎臟的健康便會受到影響。

❺ 久坐不動的人

如今，人們的工作和娛樂越來越離不開電腦，很多人在電腦旁一坐便是一上午或一下午，導致全身氣血流動不暢、代謝物質排泄受阻，出現腰痠、背痛、四肢麻木等現象。若是長時間保持同一個姿勢不動，會使和腎相表裡的膀胱經受到擠壓，導致膀胱經氣血流動受阻，出現腎虛。

❻ 性生活頻繁的人

腎為生命之本，性生活過於頻繁，會使腎經受到傷害；精傷則神傷，生命之本便會受到影響，人們就會出現筋疲力盡、腰痠、記憶力下降等狀況。另外，不少年輕人以為體力良好，所以性生活中表現得非常猛烈，使體力大量耗損，腎臟負擔加重，久而久之便會腎虛。

❼ 久病的人

腎精來自兩方面，一是先天之精，二是身體其他臟腑所化生的精氣。若是人體患病，且長時間得不到康復，便會使腎精受損。

❽ 過度恐懼的人

過度恐懼有損腎臟健康，因為人在十分恐懼時，腎主二便的功能便會出現異常，使人出現大小便失禁。此外，恐傷腎的表現還在失眠、心神不寧、遺精、腰膝無力等。

年輕人也會患腎病

很多人認為年輕就是資本，不會被慢性病找上，輕微不適也不放在心上。我一位朋友三十出頭，前段時間突然頭暈、血壓上升，服用幾片降壓藥後症狀減輕了，也就沒當回事。可前幾天，他突然視物模糊、劇烈頭痛，伴隨下肢浮腫、噁心嘔吐。到醫院測血壓，發現已經高達28／16 kPa（210／120毫米汞柱），進一步檢查後，發現是腎血管性高血壓。

很多人認為自己體質好，可以承受壓力，一天到晚應酬，熬夜加班，甚至通宵狂歡。雖然有時也會疲憊，但一想到自己才二三十歲，也就放寬了心。等到某天體檢時，才發現已經患上了腎病，還是腎病晚期。

很多人常常將「年輕就是資本」這句話掛在嘴邊，過著黑白顛倒的生活，喜歡吃高蛋白、高脂肪、高熱量食物，對於碳水化合物看都不看一眼，清淡食物更是不屑一顧，久而久之，便導致營養過剩。現代多數應酬都離不開酒，一喝就是一千克左右白酒或是一二十瓶啤酒。尤其炎熱的夏季，喜歡喝冰鎮啤酒的人更是不在少數，啤酒配燒烤是大眾的最愛，可這種飲食方式很容易誘發痛風性腎病變。

在此提醒大家，千萬不能因為年輕而忽視腎臟的求救信號，當出現**高血壓**、**頻尿**、**尿**

急、尿痛、血尿、下肢水腫、夜尿增多、腰痠腿痛等症時，應及時到醫院檢查是否為腎臟疾病所致，以免耽誤病情，等到腎病晚期才發現身體異常，想要治癒就難上加難了。

女人同樣要養腎

提到補腎，多數人首先想到男人，甚至認為養腎和女人沒關係。即使是廣告、保健雜誌，似乎也都強調男人需要補腎和男人補腎的重要性，好像這不是女人該關注的話題。導致這種偏見的主因就是行房事的過程中，男人主動，女人主靜，所以多數人認為男人補腎是再正常不過的了。可若說女人也要補腎，有人可能會覺得你在胡說八道。

《黃帝內經》在《素問・六節藏象論篇》裡提到：「腎者，主蟄，封藏之本，精之處也，其華在發，其充在骨，為陰中之少陰，通於冬氣。」就是說，腎主蟄伏，為封藏精氣之根本，是精的所在之處，充養在骨，由於腎居下焦，屬陰，因而主藏精。提醒一點，這裡的「精」並非男人精液，而是人體精氣。這也是女性朋友認為養腎和自己無關的原因之一。

實際上，女性是需要養腎的，雖然並非人人需要補腎，但養腎卻是每個人必需的。有的女性朋友可能會疑惑，腎為先天之本，藏於體內，如何養？

我們可以從頭髮來辨別腎的健康與否，髮質不好，說明腎中缺乏精氣。正是因為頭髮和腎有著密切關係，所以可以通過頭髮的外在反應決定該不該補腎。

女人最關心的就是「面子」問題，與其花費成百上千的資金買化妝品，不如先養好自己的腎，畢竟「面子」問題還需以身體健康為基礎。女性腎氣虛弱，不但健康受損，就連外在妝容也會受損，對女人來說，面子比什麼都重要，整日「遮瑕、粉底」鋪得厚厚的也不是辦法，只會讓毛孔更加堵塞，久而久之，肌膚問題會更明顯。

特別是腎虛的女性，若肌膚問題真是腎虛所致，那麼平時一系列的「補妝」工作也白費了，卸妝後仍是憔悴容顏，還不如及早從根本上解決問題，讓肌膚、髮質長久保持最佳狀態，再不會因「卸妝」而煩惱。

簡單測試，告訴你是否腎虛

很多人一聽到「腎虛」就會聯想到中醫，認為這個概念很玄乎。實際上，腎虛是有徵兆的。對於普通人來說，像中醫那樣用「望聞問切」的方法診斷自己是否腎虛是不易掌握的，所以，應當選擇一些簡單的方法，根據身體特徵來辨別自己是否腎虛。

中醫上推崇「不治已病治未病」，由此可以看出，疾病的預防非常重要，想要治未病，應當了解自己的身體狀況。人體是個有機整體，臟腑、體表五官九竅相通，臟腑功能的好壞都會在體表表現出來。因此，可根據身體發出的信號判斷自己是否腎虛：

❶牙齒鬆動稀疏，牙齒根部外露。
❷常常腰痠背痛，長時間站立症狀會加重，按揉敲打之後會有所緩解。
❸頻尿尿急，常常半夜醒來，即使喝水少也是。
❹體型比正常人消瘦或肥胖，嗜睡。
❺走路的過程中會腿軟或腿部浮腫。
❻白髮多，易掉髮，特別是洗頭的時候，頭髮一把把掉下來。
❼渾身乏力，易疲倦，休息一段時間也得不到緩解。

❽ 常常頭暈耳鳴。

❾ 常常遺精或者陽痿。

❿ 常常便祕或腹瀉，排便之後覺得排不乾淨。

⓫ 精神難以集中，健忘。

⓬ 怕冷，常常手腳冰涼，冬季更為嚴重。

大家可以結合自身狀況，對照上述各條比較，若你常常出現三項以上，應當及時到醫院檢查；若同時出現多個症狀，則說明已嚴重腎虛，要及時進行調理。

不可不知的補腎誤區

如今，人們對自身健康越來越重視，對於廣告宣傳的保健品非常信任，對一些「專家學者」也非常崇拜。其實，人們在養生存在很多誤區，特別是在養腎方面，不少人認為身體疲乏就是腎虛，或者每位腎虛患者都可以服用六味地黃丸……，但其實，**沒有目的的補腎不僅**

不會起到效果，還可能使腎臟受損。所以補腎前要知道補腎誤區有哪些：

☒**渾身無力便是腎虛**。腎虛最顯著的症狀就是渾身無力、腰膝痠痛，但是當出現這兩種症狀時，並不一定就是腎虛。所以，若經常腰膝痠痛、渾身乏力，且長時間得不到改善，就應到醫院確診，也許是身體出現了某些疾病。

☒**補腎便是壯陽**。在大部分中年人的觀念中，性功能強弱與腎臟健康息息相關，若是性功能下降，就說明腎臟功能下降了。所以，只有將腎臟功能提高，性功能才能增強。其實性功能強弱和腎功能的好壞並沒有直接關係。性功能下降，可能是因為腎虛，也可能是前列腺或心腦血管出現問題。所以，補腎與壯陽不能用等號連接。

☒**女人無須補腎**。女人和男人一樣都需要補腎，原因如下：

- **藏精，主生殖和生長發育**。生長發育過程中，腎中的精氣發揮了很大作用。若腎中精氣缺乏，人體的生長發育就不能正常進行。嬰幼兒腎中精氣缺乏，其生長發育不能正常進行；青年人腎中精氣缺乏，性發育會出現異常；在壯年時期出現腎中精氣缺乏的現象，就會出現早衰、性功能減弱，甚至陽痿、滑泄等病症。此外，腎精缺乏，還容易出現記憶力下降、睡眠品質下降、骨骼痿軟等症狀。

・**主納氣**。腎主納氣，就是腎可以攝納肺部吸入的清氣，避免呼吸表淺。若是腎不能良好納氣，就會出現呼多吸少、易氣喘等現象。

據此可以看出，女性也需要補腎，若是腎臟不能很好地發揮以上功能，就會出現月經紊亂、頭髮枯黃、臉色慘白、四肢乏力等症狀。

☒中藥補腎絕對健康

☒中藥補腎絕對健康。在很多人看來，中藥是純天然的藥物，對身體沒有害處，所以用中藥補腎再適宜不過。但事實並非如此，中藥裡的成分並不是單一的，不少藥物成分會對腎臟、心臟等臟器有不良影響。所以，中藥補腎並非絕對健康。

☒青年人不會出現腎虛。不是只有中老年人才會腎虛，青年人也可能腎虛，導致青年人腎虛的原因有以下三個：

・**身體過度疲勞**。工作壓力大，經常加班，導致身體一直處於疲乏狀態，從而出現腎虛。

- **精神長期處於緊張狀態。**精神壓力大，人體抵抗力就會降低出現腎虛。
- **性生活過於頻繁。**性生活次數過多會導致腎中的精氣受損，造成腎虛。

☒**盲目食用保健品。**有些腎虛患者希望早些康復，便會購買養腎的保健品。對他們而言，保健品就相當於營養品，只會讓身體越來越健康，不會對身體有副作用。但是，市場上銷售的補腎保健品，大多針對的人群為性功能障礙者，並不是腎虛。若是由於身體不適就認為自己腎虛，而自行購買補腎的保健品，就會對腎臟造成傷害。另外，腎虛有兩種，腎虛患者應先弄清自己屬於哪種類型，再服用相應的補腎的保健品才有效果。

CHAPTER 2

四季養腎有講究，一年都要護好腎

春季養腎，保暖是關鍵

調養或治療腎臟，應依據病情的發展狀況，但若能將其與季節結合，效果會更顯著。

春季主生髮，春季服用調理腎臟的藥物，對腎功能剛出現問題或腎病晚期的患者有很好的療效。此外，春季肝經當令，而肝腎同源，這時滋補肝臟，對腎臟的滋補也非常好。生活上想要調理腎臟，應做好保暖，避免感冒，但也不要為了保暖而足不出戶，應儘量早起到戶外呼吸新鮮空氣，活動身體，做做體操散散步。

由於早春還殘留一些冬季的寒涼，人體依然會消耗較多熱量，所以飲食方面，應選擇偏溫熱的食物。但「春夏養陽」，飲食最好清淡甘甜，不宜食酸，也不要食用過於油膩的食物，否則肝腎容易受傷。可以選擇一些熱量較高的主食和蛋白質含量高的食物。除了米麵雜糧外，還可以吃一些奶類、豆類、乾果等。以下推薦早春調養腎臟的一日食譜。

早春食譜

早餐：一百克主食（饅頭、麵條、麵包等）＋一袋牛奶＋一碟小菜

中餐：一百五十克主食（米飯、饅頭、花卷等）＋五十克瘦肉（豬、牛肉等）或豆類＋二百克蔬菜＋湯品

晚餐：一百克主食＋五十克魚肉、蛋類或豆類＋二百克蔬菜＋豆粥

春季中期，天氣變化莫測，氣溫時高時低。飲食按照早春的原則進行；氣溫較高時，應多吃一些蔬菜，避免攝入大量肉類。晚春時期，氣溫較高，飲食應儘量清淡，並加強維生素的攝入，比如多吃一些果蔬。以下推薦晚春的一日食譜。

晚春食譜

早餐	一百克主食（饅頭、麵條、麵包等）➕二百五十毫升豆漿➕一碟小菜
中餐	一百五十克主食（米飯、饅頭、花卷等）➕五十克魚肉、蛋類或豆類➕二百五十克蔬菜➕湯品
晚餐	一百克主食➕二百克蔬菜➕米粥

腎臟功能不好或患有腎病的人，在春季按照以上方式調養，抵抗力便會加強，增強腎臟功能，減少患病可能。

夏季養腎，主要防燥熱

夏季氣溫較高，細菌、病毒繁殖較快，稍不注意很容易生病，所以，夏季養腎需要特別注意。由於每人體質不同，消耗的熱量不可能一樣，損耗的陽氣也不相同，且每個人的腎臟健康狀況不同，所以，在此時養腎就需要辨證對待。

夏季炎熱，人容易上火，飲食和進補都要避免上火。若是此時不合理地服用含有動物器官或激素等藥物，就會使體內腎氣空虛、腎精不足，陽氣提前耗光。而且含有激素的藥物多為燥熱之物，人服食後，很容易出現上火的症狀。若是冬季服食這類藥物，人體也會出現上火症狀，更不要說夏季了，會使人亢奮、心慌，甚至出現心腦血管疾病。所以用藥物進補時，應挑選正規廠家生產健康安全的，並保證不過量服用，避免上火。

夏季要多補充水分，注意補腎陰；少吃辛辣或生冷食物，以免腎陽受損，引發疾病。

秋季養腎，應以防寒為主

秋季和春季一樣天氣變化莫測，很多人都容易出現感冒、咳嗽等病症，特別是中老年人抵抗力較弱，更容易生病。有醫療期刊表示，差不多八〇%曾患有冠心病、關節炎、哮喘等病的中老年人在秋季會復發，病情變嚴重。所以，秋季應特別加強調養腎臟，還有肝、肺，以此加強抵抗力，降低患病機率。

在秋季，不如吃些五仁，不僅養腎，對肺和肝的健康也十分有益。五仁對人體有益，但也不能過量食用，否則就會由於攝入過量油脂而對身體造成不良影響。以下分別介紹五仁對人體的益處。

名稱	作用
松子仁	・具有較高營養價值和藥用價值。 ・可控制膽固醇上升，避免出現心血管疾病。 ・此外，松子仁含有豐富的磷脂，有益於腦和神經系統的健康。
芝麻仁	可起到滑腸潤便、補腎、潤膚、健脾等作用。
核桃仁	可起到養血、止咳、補腎、益肺等作用，且對預防高血壓、冠心病等有顯著功效。
花生仁	・潤肺化痰、滋養機體，還可以延年益壽。 ・患有血栓、膽病的人最好不要食用，因為花生仁中含有大量油脂，人體進行消化時需要不少膽汁。此外，經常腹瀉的人也不宜食用。

瓜子仁

‧營養豐富，含有大量不飽和脂肪酸、蛋白質、鈣、鉀、磷、維生素E等成分。其中所含有的維生素E可有效延緩衰老，增強免疫力，降低患上心血管疾病的概率。磷脂和植物固醇，可以阻礙人體內合成膽固醇，有效控制血漿膽固醇，從而降低動脈硬化的概率。大量鉀元素，可以為心臟罩上一層保護膜，協助其正常運轉，並降低患上高血壓的概率。

‧利於腦細胞代謝，調節大腦的抑制機能。

在生活方面，想要調養好腎臟，需要注意保暖，並保證進補有度。

冬季養腎，正是好時節

冬季，天氣嚴寒，卻是養腎的最好季節。

在中醫看來，腎藏精，主生長、發育、生殖、水液代謝等功能，是「先天之本」。腎精不足，可導致臟腑功能失調，引發疾病。所以養好腎臟，就能延緩衰老，預防疾病。冬季適合進補，也適合鍛煉身體，想要調養好腎臟，一定要抓住這段時間。下面介紹兩種養腎的方法。

養腎鍛鍊法

❶ 自然坐好，雙腿分開，與肩同寬。雙臂彎曲向兩側上舉，手指豎直向上，與耳朵保持相平；雙臂上舉，至左右肋部有被牽引的感覺即可，然後恢復到初始動作。此動作可重複四次，每天四遍。做動作前全身不要緊張，上臂上舉時，要向內吸氣，放下雙臂時，需向外呼氣。

❷ 自然坐好，左臂彎曲置於腿上，右臂彎曲，手心朝上，練習拋物動作四次即可。做此動作時速度可稍快一些，手向上拋時需向內吸氣，放下時需向外呼氣。

❸ 自然坐好，雙臂自然放下，身體慢慢向左右方向旋轉四次；雙腳朝前方晃動十次，具體次數可根據自身情況決定。旋轉身體時，身體應保持直立。

❹ 自然坐好，寬衣解帶，雙手互相摩擦生熱，放在腰部兩側上下搓擦，以腰部產生熱感為宜。

❺ 雙腳合攏立正，雙手相互交叉向上抬過頭頂；彎曲腰部，雙手碰地，然後向下蹲，雙手抱住膝部，心中默讀「吹」字，以感到有氣體吹出即可。此動作可重複十次。

進食補品

食材	食譜	作用
一百五十克海參 一百二十克羊肉	二者洗淨切片，放入水中燒煮。羊肉煮熟後，加入調料即可食用。	可起到溫腎、固精的作用。調理腎陽不足、精血虧虛導致的陽痿、性欲下降、腰間發冷等症。
一百五十克海參 十二克黨參 十二克枸杞子	放入水中煮一小時，放入調味品即可食用。	飲用此湯可起到養腎、生精的作用。

冬季補腎，讓女人不再畏寒

冬天常會看到一些衣著時尚、華麗的女性凍得縮成一團，雖然她們穿得非常多，可仍然不斷跺腳、搓手；再看看周圍做體力活的大媽們，穿得不是很多，但也沒有將自己「密封」，卻仍然滿面紅光，不戴手套就拿著掃把滿街走。

經常手腳冰冷很可能為腎虛所致，腎虛者容易心跳減慢、血壓下降、體溫偏低，因此，腎虛女性常畏懼寒冷，特別到了冬天痛苦不堪。整個冬天都密切關注自己的身體，卻仍然感冒不斷，常常舊疾復發或疾病加重。

我們體內的腎陰、腎陽是變化的。冬季時手腳冰冷、畏寒怕冷的女性，主要病因是體內陽氣缺乏。從中醫角度看，腎陽不足的誘因是脾虛。脾為後天之本，主消化飲食，而後將飲食裡的精華運送至全身各處。一旦脾氣虛弱，脾消化飲食功能就會降低，這就意味人體沒有足夠的食物生化氣血，進而滋養臟腑。手腳處在人體末端，氣血之精華本就難以到達手腳，加上陽氣不足，血液流動就會受到阻礙，使得手腳失溫，進而手腳冰冷。

所以，想要改善脾胃功能，應從補足腎陽開始。腎之陰陽變化，很難根據患者表現出的某種症狀斷言到底是腎陰虛還是腎陽虛，所以，在治療、調節時容易將腎陽虛當成腎陰虛來治療，或是將腎陰虛當成腎陽虛來治療，不但沒能改善，反而加重病情。

從飲食的角度，腎陽虛的女性可適當吃些牛肉、羊肉、韭菜、蔥、薑等溫補腎陽的食物。

此外，**泡腳也能禦寒**。腳和心臟的距離最遠，且足部脂肪比較薄，保溫功能差，腳掌與上呼吸道黏膜間有著密切關係。腎虛患者出現手腳冰冷後，非常容易引發上呼吸道黏膜內毛細血管收縮，之後會出現感冒、腰腿疼痛等症。每晚睡前用熱水泡腳，可以促進血液循環，消除全身疲勞，還能抵禦嚴寒，預防疾病。

CHAPTER 3

運動健腎，在家就能把腎養

太極養腎法

太極在中國有悠久歷史，提起太極，多數人會想起電影或電視劇中的武林高手。實際上，太極與養生保健有密切關係。

太極始於無極，功分成兩儀，兩儀又分四象，演變成八卦。根據《易經》陰陽之理、中醫經絡學、導引、吐納綜合而創造出一套具有陰陽性質，符合人體構造、大自然運轉規律的拳術，古人將其稱為**「太極拳」**。

經常練習太極拳能強健身體，從中醫的角度看，人體陰陽很難平衡，如此會因氣血瘀滯而生病。太極拳以功為本，以拳為母，以養為主。作為它的內功修煉之道，太極拳中的各種功法能疏通經絡、平謐陰陽、培補內氣、提升內功。

不管是中醫學或太極拳，它的防病治病、養生保健之功最終都會落實於臟腑功能，由此可以看出，這兩者在這一層面是相通的。腎在中醫臟腑裡有著特殊地位，以下會為大家介紹太極拳對腎功能的作用。

腎主藏精，主水，主納氣。腎主水和主納氣之功，皆是從腎精功能中衍生出來的。腎藏精就是說腎有封藏精氣、元氣之功。精的來源可分為**先天之精**（即源於父母之精）與**後天之**

精（即從飲食裡吸取營養和空氣中攝取之清氣）。同時，腎精以腎氣形式彌散下焦，進而調節水液代謝，即腎主水。自然界中的清氣從肺吸入，到腎中化精，也就是腎主納氣。如果腎精不足、腎氣不固就會引發腰膝痠軟、精神疲乏、小便頻而清、呼吸淺表等水液代謝失調、精神疲乏、失於充養等表現。

太極拳對腎功能的作用

❶ 太極拳就是通過腰脊部運動和呼吸調節，對腎功能進行鍛煉。

腰是上下體的關鍵，不可軟，也不可硬，折其中即可，扭扭腰，上體就能自然扭轉，和下體相照，腰為樞紐。

打太極拳時要注意，留心腰隙，將注意力集中在腰部，通過腰部動作扭轉、浮沉運動來按摩腎，加強腎部血液循環。運動後，消化功能會提升，新陳代謝也能提升，後天之精得以補充，增強腎藏精之功。對於呼吸的調節，練習太極拳時要求「調息綿綿，氣沉丹田」、「氣歸丹田，上虛下實，中氣存於中，虛靈含於內」。

上述太極拳對氣的蓄養訓練，即為對腎主納氣的鍛煉。**氣沉丹田時，腎部血流速度會提升，利於腎對水液的調節**。並且，深呼吸通過吐故納新，化成後天之本，進而充實腎精，提升腎功能。

❷ **有效防治老年癡呆症**。太極拳通常會要求左、右手同時進行不同方向的運動，動作也不相同，這樣就能激發左右大腦間的聯繫，提升協調性。

太極拳的每個動作都包含陰陽變化，虛與實、動與靜、表與裡、開與合、進與退、收與放、左與右、剛與柔、正與偶，相輔相成，在強調整體觀念的同時要求身心合一，鬆靜無為，內外上下完整統一，通過意來調氣，氣隨著意行，意到則氣到。所以，經常練習太極拳可以調整陰陽，提升神經系統對其他系統和器官功能的調節功能，讓記憶力、反應力、判斷力、思維能力都提升，促進老年人的身心健康、精神生活。

❸ **有效促進人體經絡疏通和氣血流暢**。利於新陳代謝，還能提升各個器官、系統功能，進而增強對外界環境的適應能力、抵抗能力。經常打太極拳對心臟血管系統非常好，可以加速血液循環，預防各種心臟疾病、高血壓、動脈硬化等。

太極拳的動作說明

現在很多人練習太極拳，尤其是中老年人，練習時要注意動作規範，下面簡單說明。

❶ 太極拳的鍛煉過程中應當調身、調息、調心，集中精力。

❷ 注意動作要鬆而有力、剛柔並進、連綿不斷。鍛煉者的頭頸要正、含胸拔背、鬆腰

鬆胯、鬆靜自然、氣沉丹田、上下相隨、動中有靜；鍛煉者應根據自身健康狀況、體力去選擇太極拳的運動量。

❸ 通常情況下，打一套簡化太極拳需四～六分鐘。年老體弱者在練習時應從簡到繁，循序漸進，等身體適應後逐步延長練習時間，並增加練習組數。

手足操健腎法

人體的生命過程離不開新陳代謝作用，就好像植物離不開光合作用一樣。在新陳代謝的過程中，需要有充足的營養物質和氧氣供應，但是當我們處在安靜狀態時，能獲得的氧氣有限，只有等到身體充分活動，呼吸功能旺盛，血液循環加速，氧氣供應量才能增多。

每天做手足操，讓安靜的身體活躍，讓氧氣源源不斷地流進體內，利於加速新陳代謝。做手足操還能讓大腦得到暫時的休整，調整好狀態，讓處在工作、學習狀態的人暫時得到休息，學習，以備之後效率更高的工作、學習。

現在很多人都出現腎虛，這和過大的工作壓力、身體未能及時得到休息有很大關係。對於腎虛者來說，每天抽出幾分鐘，做做手足操，就能強腎健體。

手足操

❶ 端坐，雙腿自然分開，與肩同寬，雙手屈肘側舉，手指伸向上，和兩耳相平。雙手向上舉起，至兩肋感覺到有所牽動為度，復原。上述動作連續三～五次為一遍，每天做三～五遍即可。

進行動作前要放鬆全身。雙手向上舉起時吸氣，復原時呼氣。注意，操作力度不宜過大、過猛。因為這動作能活動筋骨、暢通經脈，還可讓氣歸至丹田，對於年老、體弱、氣短者來說都有非常好的緩解作用。

❷ 端坐，雙腿自然下垂，先緩慢地左右轉動身體三～五次。之後雙腳向前擺動十餘次，根據個人體力酌情增減。

進行時要放鬆全身，動作要做得自然、緩和。轉動身體時，軀幹應保持正直，不宜俯仰。動作能活動腰膝、益腎強腰，經常練習，腰、膝都可鍛煉，對腎臟健康非常有益。

手足操非常簡單，看電視、洗腳前都可操作，沒有年齡限制，長期練習對腎臟很有好處。

梳頭與踮腳強腎法

在古代，男人和女人一樣留長髮，都非常重視梳頭，將其視為養生重要事。據說文豪蘇東坡曾一度掉髮，後經名醫指點，堅持早晚梳頭，每晚梳頭百餘下，散髮臥床，熟睡到天明。沒過多久，掉髮症狀就得到了改善。為什麼梳頭髮可以改善掉髮呢？

我們體內共有十二條經脈都在頭部匯集，起著運行氣血、濡養全身、抵抗外邪、溝通表裡上下之功。梳頭時，經脈上的穴位，如百會、太陽、玉枕、風池等都能得到相應按摩，有益腎精、強氣血、改善腎虛、恢復腎功能等功效。

此外，頭為「諸陽之首」，人體中所有的陽經皆上達於頭，因此每天梳理頭髮，可以疏通全身陽經，調動人體陽氣。堅持一段時間梳頭，還能延緩衰老。

梳頭是否可以保健養腎，與梳頭的方法、工具的選擇等有著密切關係。我們平常對梳頭的要求很低，基本上是只要將頭髮理順了，看上去美觀即可。但如果想要通過梳頭保健養生，就一定要講究方法。以下介紹正確的梳頭方法。

正確的梳頭

先由前向後梳，再由後向前梳；由左向右梳，最後由右向左梳。如此反覆梳頭，數十次或數百次後，再將頭髮梳至平整光滑就可以了。

正確的挑選梳子

選擇工具時也應該注意，因為這對於能否保健養生來說非常重要。**牛角梳、玉梳、木梳等都是不錯的選擇**，而尼龍、塑膠梳子容易產生靜電，對頭髮、皮膚有一定的損傷，最好不要使用。選擇梳子時還應注意，最好選擇梳齒寬大的梳子，既可以確保對頭皮有按摩功效，又不至於拉傷頭髮。通過正確的梳頭方法能養護腎氣，這也是從「頭」養護腎氣的重要方法。

另外，再介紹一個從「腳」養護腎氣的方法——踮腳法。

「經常踮踮腳，百病自然消」，從這句話能看出踮腳有一定保健養生之功。踮腳之所以可以保健養生，是因為腳上的穴位、反射區較多，經常踮腳能有效刺激穴位、反射區，調節經絡之陰陽。從中醫角度說，陰陽平衡為健康關鍵，一旦陰陽失衡，疾病就會找上你。因此，想要擁有強健的身體，每天踮踮腳是非常重要的，有助於保持體內陰陽平衡。

踮腳除了可以平衡身體之陰陽，還能補腎精、益腎氣。腳底下有個非常重要的穴位——湧泉穴。踮腳時能刺激湧泉穴，達到強腎之功。經常踮腳還能治療慢性子宮頸炎、男性前列腺炎、夜尿頻多等症。

踮腳

雙腳併攏，用力踮起腳尖，之後慢慢放鬆，再重複，每天練習數十次。由於踮腳有助於養腎，因此，男性小便時最好踮腳尖。女性坐蹲時也可適當踮腳，都是非常有好處的。

腹式呼吸提腎氣

很多女性朋友為了擁有好身材練習瑜伽，於是興起了一場「瑜伽熱」。因為瑜伽不但可以強身健體，擁有優美線條，還能舒緩壓力。練習瑜伽時，壓力、煩惱、焦躁、恐懼等負面情緒都會漸漸遠離。可能練習過程中內心有很多不快，但是隨著緩慢的節奏、深度的呼吸，氣血緩慢的運行，臟腑也逐漸「安靜」下來，情緒逐漸穩定……。

談到瑜伽，就得說到呼吸，如果想要達到強健內臟的目的，呼吸是非常重要的環節。可能有人會覺得不解，呼吸是人與生俱來的能力，還要學嗎？實際上，呼吸方法有很多種，日常生活中，我們常會選擇比較輕淺的鼻呼吸，而這裡介紹的是練習瑜伽常用的腹式呼吸。

我們平時所做的淺呼吸，只能讓肺的中部或上部充氣，底部並沒有運動到。這種情況通常會導致兩種結果：

❶ 不利於體內濁氣徹底排除，體內濁氣中有很多細菌、病毒，它們的滋生會引發氣喘、肺病。

❷ 可能引發嚴重的腎不納氣。

臨床上，常會看到久病或年老者因為「久病傷腎」或「年老腎衰」而呼多吸少、氣息短促，主要是腎納氣功能不足引發的。腎納氣不足的原因很多，呼吸淺是非常重要的原因。呼吸淺，則呼者氣不足，腎納氣之功自然會受影響。腎納氣不足會引發什麼後果呢？腎主納氣為腎臟中的重要生理功能，俗話說得好「人活一口氣」，一旦這口氣沒了，生命即將結束。

若腎臟不能納氣，腎精無法順利化生，血液循環缺乏載體，臟腑器官就不能順利工作，人體就會陷入混亂。

什麼是腹式呼吸呢？就是指吸氣時腹部凸起，吐氣時壓縮腹部至其凹入的呼吸法。

具體做法：開始吸氣時全身用力，這時肺部和腹部會充滿空氣而鼓起，但仍要用盡力氣持續吸氣，無論有沒有吸進空氣，都要一直吸氣再吸氣。之後稍屏住呼吸，而後緩緩吐氣。吐氣時，速度宜慢和長，並且不能中斷。

練習腹式呼吸有四個關鍵點：**深**、**長**、**匀**、**細**。深，即深呼吸，就是說一呼一吸都應到頭。長，指宜拉長時間，應放慢。匀，應匀稱。細，即要細微，不可粗猛。在此還要強調一個重點，就是要用鼻子呼吸，不可用嘴呼吸。

特點：大腦、全身都處在相對靜止狀態，使全身特別是腹部經脈血氣運行得到改善。這是一種相對緩慢的經絡鍛煉，可以有效治療各種慢性病，如高血壓、糖尿病、失眠症等。還能改善急性子。

瑜伽瘦身護腎法

腎在人體下背的左、右兩旁，與肝臟作用相似，都是為人體清理垃圾、排毒。但是，腎和肝有一個明顯的不同就是，肝臟中不存在神經，它沒有疼痛的感覺，所以肝臟生病是很難發現的。而腎臟只要出現疲勞感，就會感覺非常勞累，疼痛，如果你平時很注意身體，就能知道腎臟的狀況如何。平時就要注意腎臟，對其進行鍛鍊，具體的鍛鍊方法可以選擇瑜伽。

瑜伽的很多體位法，都能起到養護腎臟的作用。比如蛇式、弓式、橋式等，可以刺激腎臟使其得到鍛鍊。在中醫看來，**養腎指的不是只養護腎臟這一器官，還有腎上腺**。腎上腺處於腹腔內，現在就教大家刺激腎上腺的體位法，使腎上腺素分泌處於平衡狀態，養護腎臟。

1 蛇式

可以增強脊柱的靈活性，使脊柱肌肉更強壯。眼鏡蛇式可以緩解背痛、腰椎間盤突出的症狀。若是鍛鍊方法正確，還能使受傷的脊柱恢復到健康狀態。此外，此體位還能增加肺活量，壯實肩膀，使脊神經更加靈活強健，心神更加安寧，緩解不良情緒，並加強血液循環，對生殖器官和女性性功能失調的調理非常有好處。

具體做法：俯臥，全身放鬆，保持呼吸均勻，雙腿自然向後伸直，兩手置於胸前，與地面保持垂直。將雙臂緩慢伸直，將身體支撐起來，然後使脊柱保持向後，頸部向後，全身放鬆，保持幾秒鐘，重複進行三次。

❷ 弓式

此體位可維持內分泌、甲狀腺功能處於正常水準，緩解性冷感、腸胃失調等病症，並起到豐胸瘦身，預防臀部鬆弛，美容養顏的效果。

具體做法：俯臥，全身放鬆，呼吸均勻，雙腳合併，雙手自然置於身體兩旁；吸入空氣，膝部彎曲，雙手從後面握住腳踝，使額頭保持接觸地面，然後漸漸抬起雙腳直至最高，兩臂伸直。呼氣時，上身保持挺直，頭部微微向後傾，使喉部和下巴突出，保持身體呈弓形，雙腿努力向上向後伸展，將雙腿抬至最高處，將意識集中在腹部和腰部。均勻呼吸五次左右，恢復初始姿勢，再連續做三遍左右。

❸ 橋式

此體位可以緩解駝背、肩周炎（五十肩）、腰腿痠軟等病症，使頸椎和肩膀得到放鬆，塑造臀部曲線，增強腿部肌肉功能。

具體做法：仰臥，全身放鬆，均勻呼吸，雙臂自然放在體側。吸入空氣，彎曲膝蓋，慢慢抬起整個身體，雙手支撐腰部，手臂支撐在地面上；呼出氣體，慢慢抬起腳跟，膝蓋合併，大腿向內用力夾緊。吸進空氣，再呼出，同時保持左腿向上綳直，堅持八秒鐘左右，均勻呼吸。吸入空氣，左腿放於地面，支撐，呼出氣體，保持右腿向上綳直，堅持幾秒鐘，均勻呼吸。左右分別練習三次左右，最後放鬆。

❹ 貓式

此體位可矯正頭部歪斜，緩解頸部的疲乏感。

具體做法：身體挺直放鬆，雙腳呈跪姿，兩手置於膝前的地面上；上身慢慢向前彎曲，額頭與地面相觸。將臀部慢慢翹起，雙手穩住頭部，讓頭部承受一些重力；微微降低臀部的高度，輕輕地旋轉頭部。均勻呼吸，持續做幾次上述練習，可按摩頭皮。恢復初始姿勢，雙手握拳，交叉置於額頭上，進行深呼吸。

五禽戲健腎法

五禽戲，別名「五禽操」、「百步汗戲」等，傳說是東漢醫學家華佗發明的。古云：「健身五禽操，虎鹿熊猿鳥；形神兼具備，長練永不老。」由此可知，五禽戲就是五種動物的動作結合在一起，只要模仿這些動物的動作便能健身。

練習時，需要注意內心平靜，全身放鬆，將意念集中在丹田上，自然呼吸，形神合一。最關鍵的一點是，正確模仿五種動物的動作：練虎戲時，展現出威風神武的氣勢，剛柔並濟；練鹿戲時，展現出恬靜淡然的神態；練熊戲時，需展現出沉穩、憨氣十足，但不能缺乏靈氣；練猿戲時，需展現出靈敏快捷；練鳥戲時，需展現出靈動展翅的形態。

練習時，要求腰部靈活有力，所以經常練習，可以強健腰肢關節、壯脾腎、養心肺。

❶ 虎戲

雙腳腳後跟合併，呈立正姿勢，雙臂自然垂至身體兩側，雙眼直視前方。雙腿彎曲慢慢向下蹲，將身體重心集中在右腿上，左腳擺出虛步，腳掌輕輕接觸地面，靠在右腳內踝處，同時握緊雙手，放置在腰間，拳心朝上，雙眼注視左前方。

左腳伸向左前方，右腳跟隨左腳邁半步，將身體的重力分散到右腿，左腳掌心輕輕落地，同時兩拳順著胸部向上慢慢抬起，拳心朝向後方，當雙拳高至嘴巴時，保持兩拳相對，伸開拳變成掌向前伸展，和胸部在一水平線上，掌心向前舒展，保持虎口相對，目光落在左手上。

以上左式，右式和左式有些不同。

左腳向前跨出半步，右腳跟隨左腳落至左腳內踝處，將全身的重力放在左腿上，右腳掌心輕輕碰地，雙腿微微彎曲，同時握緊雙手，置於腰間，拳心朝上，雙眼注視右前方；其餘動作和上述相同，只是左右相反。重複上述動作幾次。

❷ 鹿戲

身體站直放鬆，雙臂自然垂於體側，雙眼平視前方。右腿微微彎曲，使身體向後坐，左腿向前舒展，膝蓋稍彎曲，左腳虛踏；左手向前舒展，左臂稍彎曲，左手掌心朝右，右手放在左肘的裡側，右手的掌心朝向左邊；雙臂置於身前，按照從左向右的方向一同旋轉，左手旋轉的圈要比右手大點兒，並注意腰胯和尾骶部也要按照從左向右的方向旋轉，時間長了，然後漸漸地做到用腰胯和尾骶部的轉動，帶動雙臂的轉動。

右式動作與左式一樣，只是方向相反。

❸ 熊戲

身體站直，自然放鬆，雙腳岔開，與肩同寬，雙手垂放在身體兩側，雙眼注視前方；右膝彎曲，身體稍向右方轉動，並將右肩向前下方搖動、右臂隨右肩的下沉而下沉，左肩向外伸展，左臂稍向上抬起；左腿膝蓋稍稍彎曲，其餘動作和上述動作一樣，只是左右方向相反，這樣重複幾次即可。

❹ 猿戲

雙腳跟向內合併，身體保持立正姿勢，雙臂垂於身體兩側，雙眼注視前方；兩腿的膝部微微彎曲，左腳輕輕向前伸出，同時將左手慢慢從胸前抬到口平處，再向前緩慢伸出，快伸直手臂時，手掌變成鉤手，手腕下垂；右腳輕輕向前伸出，左腳馬上放在右腳內踝處，腳掌輕輕碰地，同時將右手慢慢從胸前抬到口平處，再向前緩慢伸出，快伸直手臂時，手掌變成鉤手，左手回縮至左肋下方；左腳略向後退，右腳馬上回收到左腳內踝處，腳掌輕輕碰地，同時將左手慢慢從胸前抬到口平處，再向前緩慢伸出，最後攏成鉤手，右手馬上縮至右肋下方；右式動作與左式一樣，只是左右方向相反。

5 鳥戲

身體站直，雙腳張開，與肩同寬，雙臂垂於體側，雙眼注視前方。左腳緩慢向前方邁一步，右腳馬上跟進半步，腳尖輕輕碰地，同時雙臂緩慢向前方抬起，掌心朝上，與肩在同一平行線上，兩臂向身體兩側抬起，同時進行深吸氣，右腳向前邁，與左腳合併，雙臂從體側緩慢落下，掌心朝下，並緩慢下蹲，兩臂置於膝下交合，掌心朝上，並進行深呼氣。右式動作和左式相同，只是左右方向相反。

叩齒吞津健脾強腎法

中醫認為牙齒好壞由腎氣盛衰決定。腎氣充足，牙齒堅固；腎精衰落，牙齒就會脫落。叩齒時，牙齒、面部肌肉會不斷活動，可以改善牙周、面部肌肉血液循環，改善供血狀態，提升細胞代謝功能，堅固牙齒、強健腎精。這樣一來，女性面部就會紅潤、有光澤。

《黃帝內經》提到「脾為涎，腎為唾」，《內經》說：「腎為水臟……命門在兩腎之間，上通心肺，開竅於舌下以生津。津與腎水，原是一家，咽歸下極，重來相會，既濟之道也。」腎為先天之本，脾為後天之本，唾液源於二者，所以不能浪費，最好咽下去。腎之盛衰與唾液盈虧有密切關係，反過來，唾液也可滋補腎精，腎精充足，內可養五臟，外可潤肌膚。

唾液與生命活動有密切關係，是天然易得的補品，一口唾液的滋補之功和幾盒昂貴的滋補品不相上下。所以，中國自古以來就有叩齒吞津的方法。

叩齒吞津

放鬆精神，微閉雙唇，達到心神合一的狀態，有節奏地輕輕叩齒。每天早晚分別練習一次。叩齒後，用舌頭在嘴裡來回攪動，秉承先上後下、先內後外的原則，練習幾次後，可按摩齒齦，為牙齦處提供充足營養，最後把唾液聚集起來，分成數次吞咽。

每天堅持叩齒咽津三次，不但能健脾強腎、延緩衰老，還能護膚美顏，功效很多，對身體有很多好處。方法簡單，很容易掌握。每天早上起床後、晚間睡前、午休、上班閒暇時等空餘時間均可操作，不佔用時間，也無須借助器械，非常適合上班族女性練習。

金雞獨立健腎法

人都懼怕衰老，但又都無法抗拒，它是生命的必經階段。生長、發育、衰老、疾病、死亡的過程與臟腑功能強弱有密切關係。隨著年齡增長，進入老年狀態時，臟腑功能會逐漸衰退，氣血陰陽失調會引發全身性、多系統、循環漸進的功能衰退，疾病就會在這時找上你。從中醫的角度，各種老年疾病都和陰陽失衡有關，換句話說，臟腑間的合作關係、協調性故障，人才會生病。想要重新獲得健康，遠離疾病，就必須想辦法讓臟腑正常工作。怎麼做才能簡單、有效地調節人體陰陽平衡呢？答案很簡單——金雞獨立法。

金雞獨立法

雙眼微閉，雙手自然放在身體兩側，任意抬起一隻腳站立幾分鐘，過程中不能睜眼。強調閉上眼睛是因為此時不再靠雙眼、參照物去協調身體平衡，而是通過調動大腦神經來調節身體各個器官的平衡。

我們的腳上包含六條重要經絡，進行過腳部調節之後，這些虛弱的經絡就會變得痠痛，同時也得到了鍛煉。這六條經絡與臟腑相對應，所以，與之對應的臟腑及其循行部位都可以在過程中調節。

這種方法可以集中意念，把人體中的氣血引至足底，改善高血壓、糖尿病、腰頸椎病等症。還可治療小腦萎縮，預防梅尼爾氏症、痛風等病。治療足寒症的效果更好。這種方法可迅速提升人體免疫力。

持續金雞獨立幾分鐘就可以了，過程中一定要心靜、器官平衡，身心平衡即可解決問題根本。這種方法無時間、地點限制，簡單易行，所需時間較短，只要堅持不懈就能改善各種老年疾病。

倒退行走養腎法

生活中，我們都是向前行走，這使腿部肌肉不能得到完全的鍛煉。如果平時多做一些倒走的運動，就可以使正常行走時不能充分活動的肌肉得到鍛煉。比如，倒退走路時需要腰身挺直或略微後仰，使脊柱和腰背肌肉更充分的運動，得到更多鍛煉，有利於血液循環。

倒退時由於雙腿是筆直的，膝關節不能彎曲，使膝蓋和股肌承受的重力強度增大，從而鍛煉了膝關節附近的肌肉、韌帶、股肌。後退行走時，腳尖是使不上力的，主要依靠後腳跟和踝關節用力，使這些部位提升功能。

後退時，看不到後面的方向，會增強人體對空間和知覺的感知能力，同時還能鍛煉平衡，小心摔倒，人的平衡主要靠小腦掌管，小腦在運動中充分鍛煉，便能提高反應能力。而且倒退行走動作幅度小，消耗的體能也不大，對於身體不太好的人，一些疾病患者（如高血壓及冠心病）都適用。

如果你每天都要長時間坐著，不妨抽出幾分鐘做這個運動，對緩解疲勞和腰痛背痛有意想不到的效果。青春期的孩子，如果長期堅持倒退行走，有助於預防駝背，對於發育有好處。對中老年人腰背痛也有明顯作用。倒退行走，由於不是正常的活動方式，對於小腦的鍛煉明顯加強，提高人體的協調能力和方向的判斷。有研究表明，堅持倒退行走，可以鍛煉腰背的肌肉、腳步的肌肉、韌帶、股四頭肌，提高脊柱和肢體的運動能力，促進全身血液循環。同時對關節炎、抽筋和肌肉萎縮有一定的治療效果。

倒退行走要注意，膝蓋要直，步伐要慢，雙手成拳狀，跟著步伐前後揮動，要挺胸控制呼吸的節奏，每天堅持三～五分鐘，讓全身肌肉放鬆，使平時運動不到的肌肉充分活動，也促進血液循環。小腦得到鍛煉，有利於防治腦萎縮。

倒退行走對場地的要求不大，任何地方都可以進行，但是要注意安全，不要在人流量和車流量大的地方進行，低窪和不平整的路上也不要，以免摔倒。尤其是上了年紀的人更要注意安全。

腰部鍛煉健腎法

在中醫看來，腰為腎之府，腎主骨生髓。在腰部兩腎中間的脊柱，依靠腎氣才能得到滋養，所以，腰部是否健康和腎有很大關係。比如腰椎間盤突出，就是在先天不好的情況下勞累過度，或上了年紀身體衰弱，或房事過於頻繁導致腎精虧虛，筋脈得不到潤養而發生的。「腎虛則腰憊矣」，所以從古到今，很多人都很看重腰部的保健和運動，以此來加強腎臟功能，壯腰強腎。那麼，應該怎樣鍛煉腰部呢？方法有很多，比如鬆胯、轉腰、俯仰等，都能加速腰部的氣血流動，強健腰腎。但是，應該如何轉腰，如何鬆胯？現在就介紹具體可行的方法。

❶ 前傾後伸

身體站直，雙腿岔開，與肩同寬，兩手放於腰部。穩住下身不動，上身緩慢向前傾和向後仰，分別進行八次。注意，運動時不要使腰部處於緊繃的狀態。

❷ 轉胯

身體站直，雙腿岔開，稍比肩寬，兩手放於腰部，均勻呼吸。以腰為轉軸，先按照從左向右的方向做轉胯動作，再按照從右向左的方向做轉胯動作，速度逐漸加快，旋轉的幅度由小逐漸變大，持續重複十五次。注意，身體的上身要保持直立，腰隨胯動，但要保證身體儘量不過分前傾或後仰。

❸ 腰軀轉動

身體站直，雙腿岔開，略比肩寬，雙臂向體側打開，調整好呼吸，上身緩慢地向左後方扭轉。右手放在左肩上，左手抱住右側的腰，再輕輕將身體向後推至最大限度，保持此姿勢十五秒，均勻呼吸。恢復初始姿勢，換另一方向繼續做，重複十次左右。

❹ 後仰攀足

身體站直，自然放鬆，雙臂向上抬起，身體緩慢向後傾，直到最大限度為止，堅持十秒。身體向前彎曲，兩腿處於直立狀態，雙臂向前垂放，使雙手觸碰到雙腳，堅持十秒。恢復到初始姿勢，重複做十二次。注意，老年人或患有高血壓者做這項運動時，一定要緩慢彎腰，避免意外。

❺ 拱橋式

仰臥，身體放鬆，雙臂放於體側，均勻呼吸。吸入空氣，彎曲膝蓋，使腳跟最大限度地貼近臀部。呼出氣體，雙手握住腳踝，慢慢地將臀部抬起，身體呈現出拱橋狀，堅持三十秒，均勻呼吸。輕輕呼氣，臀部慢慢落下，重複進行八次。若是雙手無法觸碰到腳踝，可置於身體兩旁。

鍛煉腰部，需要長期堅持，如果三天打魚兩天曬網，就算再高明的鍛煉也對健康無濟於事。所以鍛煉腰部一定要堅持每天做下去，時間長了，便會看到效果。

CHAPTER 4

啓動腎經，喚醒人體自癒潛能

養腎要穴「太溪穴」

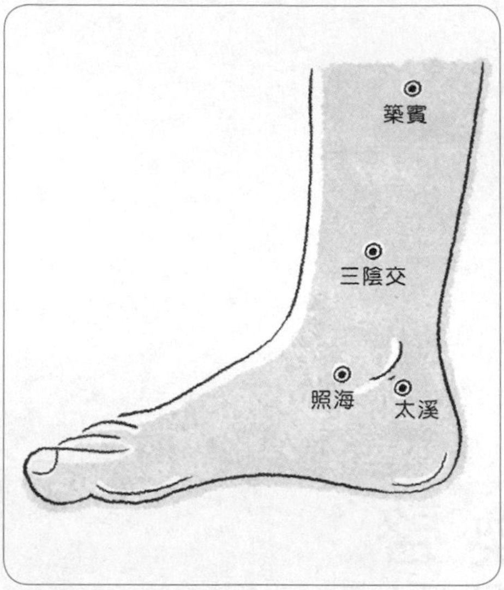

太溪穴，位於內踝尖和足跟大筋中點，它是足少陰腎經之腧穴、原穴，腧穴即本經經氣彙集之處。原穴即本經經氣之「中轉站」，太溪穴合二為一，因此，太溪穴所在之處的腎經經氣最旺盛。足少陰腎經在五行之中屬水，腎主水，因此刺激太溪穴能充分發揮「補水」之功。

有些人常常足跟痛，可能是腎虛所致，應時常按摩。沿著太溪穴將腎經之氣血引過去，啟動太溪穴，新鮮的血液就會將瘀血沖散、吸收。中醫有句常用語「痛則不通，通則不痛」，哪裡痛，就說明哪裡有瘀血，按通自然就不痛了。

有人常口乾舌燥，喝水也不能緩解，分泌不出唾液，這是典型的腎陰不足之症，按摩太溪穴即可補充腎陰。因此，在按摩穴位時吞咽唾液，能有更好的效果。

若家中有高血壓、腎炎患者，平時可為他們按揉太溪穴，能在一定程度上降血壓，同時治療蛋白尿。手腳常常冰冷、不暖者，睡前按摩太溪穴，每天反覆刺激，就會逐漸感受到溫暖。

此外，按揉太溪穴還可養髮。我們都知道，髮之盛衰與腎氣的充盈與否有密切關係。頭髮伴隨人的一生，它隨年齡增長而發生的變化和腎氣強弱有很大關係，在《黃帝內經》中說：「腎者……其華在髮。」意思就是，想要擁有一頭柔順秀髮，應當從補腎入手，而補腎的過程，少不了對太溪穴的刺激。

實際上，太溪穴不僅為腎經之大穴，也是全身的大補穴位。腎臟為後天之本，腎陰和腎陽是生長發育之根本，臟腑功能都依賴腎臟，腎出了問題，人體就會生出各種疾病。太溪穴為腎經之原穴，腎經之水自湧泉流出之後，就會進入然谷之川穀中，流注太溪穴，而後滋養臟腑，供身體所需之營養。

具體操作

太溪穴的主要功效就是補陰，最佳的刺激方法就是按揉。將四指放到腳背上，之後彎曲大拇指，自上而下刮按左右腳上穴位，按揉至出現痛感，每天早晚分別按揉兩三分鐘即可。

按揉太溪穴沒有季節限制，春秋季節氣候乾燥時，按揉時間應適當延長，因為燥易傷陰，適當增加按揉時間能補陰、防燥傷陰。夏季按揉時間可稍微短些，因為夏季濕氣較重，按揉過久，體內陰氣過重，反而對健康不利。冬季可折中。不管哪個季節按揉太溪穴，都應選擇晚上九～十一點，此時身體陰氣旺盛，能夠起到最佳的補陰效果。

補腎壯陽「命門穴」

命門穴為督脈之要穴，也是長壽穴之一，位於第二腰椎和第三腰椎棘突間。命門之火即為人體之陽氣，命門火衰，人體陽氣就會缺乏。想要健康長壽，應時刻保持命門之火旺盛，刺激命門穴可強腎壯陽、促進真氣運行，延緩衰老。

萬物生長都離不開太陽，陽氣對人體來說，就像太陽對自然界的萬物重要。因此《黃帝內經》云：「陽氣者，若天與日，失其所，則折壽

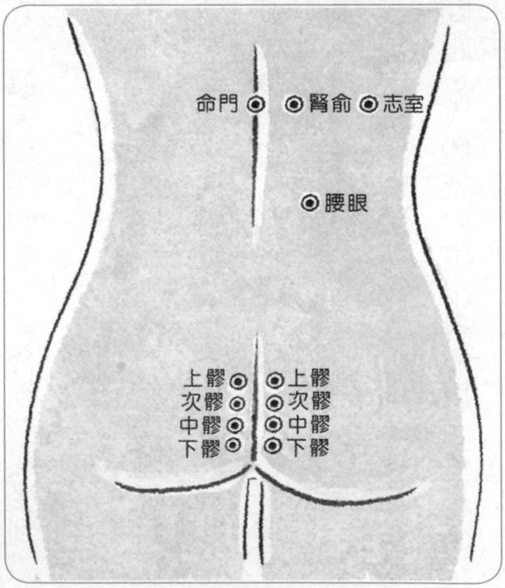

而不彰。」意思就是，人一旦失去陽氣之溫煦，就會減壽。腎陽為人體中陽氣的根本，被稱為命門之火，為人體中陽氣之原動力。

腎陽旺盛，人體之陽氣則充足，臟腑才能得到好的溫煦、推動。命門火衰，氣血的運行就會受阻，進而引發各種疾病。

命門穴中的「命」，即根本的意思，「門」即出入之門戶。《景嶽全書》提到：「命門為元氣之根，為水火之宅，五臟之陰氣非此不能滋，五臟之陽氣非此不能發。」從這也能看出命門穴的重要性。

我們都知道，年輕人比老年人耐冷，這種現象稱為「火力大」，即使是在寒冬，穿著單薄的衣服也能夠挨過。但年紀大的人就非常怕冷，天氣稍微轉涼就會立刻穿上厚厚的衣服，否則就會生病，這就是陽氣隨著年齡增長而衰弱的表現。

去年，朋友的兒子小李剛完婚，婚後打算到山清水秀的地方玩耍幾天，卻遇到了一個尷尬的問題。不知從何時開始，小李出現了頻尿，常常因為找廁所而著急。旅遊的地方人多人雜，廁所不容易找，有時找到還要排個長長的隊。玩耍一天後，小李就累得腰痠背痛，起不來身，恨不得不洗澡直接睡覺。

蜜月結束回家後，朋友趕忙帶著小倆口到我這兒，我給小李把了把脈，只是有些腎虛，小李一下就臉紅了，趕忙問我，自己年紀輕輕怎麼會腎虛？

其實現代年輕人，腎虛者不在少數，勞累過度、壓力過大、縱欲等因素都可能會導致腎虛，小李出現的頻尿、腰痠、精神不振等都可能是腎陽虛所致，只有補足陽氣才能改善。小李問有沒有什麼方法可以改善，我告訴他一個簡單的方法—按摩命門穴。

具體操作

❶ 取站姿或俯臥姿，在後背正中線、兩腎間和肚臍相對的地方按壓至感覺到壓痛。按摩過程中，五指併攏，用掌根按摩命門穴，至發熱即可，之後將發熱的手掌貼到後腰兩腎處，停留一會兒。

❷ 如果一個人操作有困難，可以採用以下方法：早晨起床後，背朝東，讓太陽曬在命門處，同時收斂心神，將意念停留在命門穴處，至感到暖熱氣流進入命門穴。下午，背朝西，讓陽光照在命門穴上。

刺激命門穴，可以促進督脈氣血流通，還可增強其與任脈間的聯繫，促進真氣運行。人體腎氣不足，就像自然界沒有陽光，處於陰霾中一樣。按揉命門穴可以刺激陽氣生髮，改善腎寒陽衰、四肢乏力、腰酸腿疼、怕冷尿頻等症。

❸ 除了按摩，還可通過艾灸調理命門。將點燃的艾灸懸在命門穴上方至能感受到命門穴處有暖流流入就可以了。每次艾灸三分鐘，每月艾灸一次。命門火旺時，腎之陽氣旺盛，生命才可煥發出勃勃生機。

培補下元「關元穴」

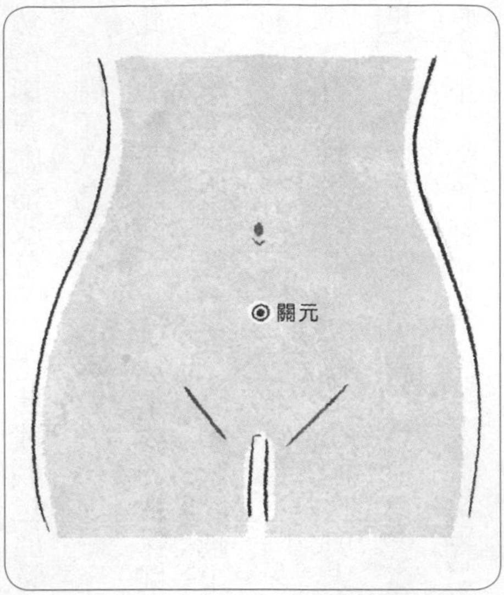

關元穴位於肚臍下十公分處，是培補元氣、調理下焦且人體保健之要穴。工作繁忙和巨大壓力時，很多男性房事會力不從心，此時就可以找關元穴。刺激關元穴，能防治各種男性病症，還可助人重回青春。

看過《功夫》電影的人都記得，周星馳扮演的小混混被人打得頭破血流，但也間接打通了他的任督二脈，功夫突飛猛進，成為天下第一。雖然電影有虛構成分，但由此我們也能意識到任督二脈的暢通對人體來說多重要。

關元穴為任脈上的重要穴位之一，刺激此穴能促進任脈氣血暢通，有培補下元之功，因此，中醫認為關元穴是個重要的性保健穴位。

男人三十二歲之後，身體狀況越來越差，腎氣逐漸衰退，此時若不注意養生，陽氣就會虧損，出現各種疾病，生活品質下降。

劉叔是某銷售部門經理，擅長與人溝通，是公司的中堅力量，雖年過四十，仍舊精神十足。有一次劉叔因為失誤，公司很多產品賣出去後，帳目收不回來，這下把他急壞了，吃也吃不下，睡也睡不著，一天到晚電話不斷，整個人憔悴了很多。他覺得非常疲倦，煩躁不安。就在短短兩個星期內，他還出現了尿頻、陽事不舉等狀況。

劉叔擔心繼續身體就垮了，於是找到我。聽完描述後，我給他把了把脈，斷定他的症狀為腎虛所致。熬夜非常消耗元氣，元氣不足就會引發疲倦。他出現的心情煩躁、發熱等症，說明他的身體有些虛熱；尿頻、陽事不舉，說明腎中元氣不足。想改善就必須從提升陽氣入手，調理下焦。我告訴他一個簡單的方法，按摩關元穴。

具體操作

仰臥，找到關元穴的位置，進行按摩或艾灸。按摩時先搓熱雙手，之後用掌根處按摩關元穴，順時針和逆時針的方向分別按摩三分鐘。可以雙手交疊放到關元穴上稍微用力，之後迅速、小幅度上下震顫一會兒。關元穴隨時都能按摩，力度不能太大，感到局部酸脹就行了。按摩前先搓熱雙手，防止著涼。

艾灸關元穴也不錯，可以有效強腎壯陽。艾柱點燃後應對準關元穴，和皮膚間有二公分距離，感覺溫熱卻不灼痛就可以了。每天艾灸十五分鐘，堅持一個月，性功能就能明顯提升。為避免燙傷皮膚，可以將小指、中指放到艾灸部位兩側感受溫度。長時間艾灸關元穴，能感受腰腎處發熱，好像有溫熱真氣在丹田升騰，身體也會逐漸放鬆、休息。

關元穴能將人體元氣「關」在體內，避免洩漏。從中醫的角度，關元穴為「男子藏精，女子蓄血之處」，即人體元氣蓄積之處。因此，刺激關元穴有非常好的補益之功。

男性性功能較差者，可經常艾灸關元穴。陽痿、早洩、前列腺疾病的男性患者，可刺激關元穴治療疾病。此外，體弱的男性可刺激關元穴調理身體。老年人失眠時，若擔心藥物促眠有副作用，也可刺激關元穴促眠。太胖或太瘦者也可以刺激關元穴增肥或減肥。

想要擁有健康強壯的身體，男性應從三十歲左右調理關元穴。人體腎氣逐年流失，不要等到腎氣衰竭時才挽救。應當及早保健，才可防患於未然。

任何元氣虧損者都可通過關元穴養生保健。尤其是泌尿或生殖系統出現問題時，按摩關元穴可以起到更好的作用。失去元氣是個漫長的過程，所以補足元氣也必須有耐心，堅持不懈，不能急於求成。

滋腎清熱「照海穴」

照海穴（見P.72圖）為八脈交會的重要穴位，通陰蹺，和足少陰腎經交會，具有滋腎清熱之功，經常按摩可以調理陰蹺脈和腎經。此穴位於足內側，內踝尖下方凹陷處。

現代人的生活條件越來越優越，但同時，還有一個問題困擾著大家，那就是周圍環境與以前大不相同。

夏天室內有空調，冬天室內有暖氣，可謂是夏不熱冬不冷，雖然舒適，但人們對自然界的適應能力也變差了。每當季節更替，很多人都會出現各種不適症狀，如咳嗽、喉嚨腫痛、嗓子嘶啞等。

治療咳嗽、咽喉腫痛等症不一定要吃藥，教大家一個簡單的方法，能讓你健康度過季節交替，那就是按摩照海穴。

我有個朋友在南方長大，養尊處優。有一次，我約他去北京旅遊，由於環境、氣候發生變化，到北京的第二天，朋友就開始嗓子乾痛，說不出話來非常難受，也沒什麼心情旅遊了。我趕忙敲打他身上的經絡，尋找痛點，敲打至腎經時，發現他的照海穴非常敏感，按揉時痛得他直皺眉頭，我只好低下頭不看他，說句「忍著點」後用力按了起來，直到他的照海穴有些發紫了才停手。朋友知道我學醫出身，這麼做一定有理由，也就一直忍著沒多說什麼。午飯時，朋友的嗓子已經好多了，再過一天，疼痛感基本消失。

事後朋友問我其中的原理，我便耐心解釋了一遍。很久以前就有記載按揉照海穴能治療嗓子嘶啞。藥王孫思邈曾在《千金要方》裡稱照海穴為「漏陰」，意思就是照海穴出了問題，人體腎水就會減少，引發腎陰不足，虛火上升，出現嗓子乾痛、慢性咽炎、聲音嘶啞等症。前文也提到，照海穴有滋腎清熱之功，此時按摩，必然可緩解嗓子嘶啞乾痛之症。

按揉照海穴時要注意，應閉緊嘴巴，不說話，口中有唾液要咽下去，因為唾是腎之液，有滋補腎精之功，腎精充足，火便可褪去。按揉照海穴不但可以治療嗓子乾痛，還可治療肩周炎。

具體操作

坐到床上，屈膝，腳底平踏床面，雙手拇指分別按摩雙側內踝下的照海穴一分鐘，至出現酸脹感。

每天睡前按揉照海穴，不但能治療咽喉腫痛、嗓子嘶啞，還可改善失眠。照海穴與奇經八脈之陰蹺脈相通，陰蹺脈和眼睛相連，主睡眠，所以可滋陰安神，是治療陰虛火旺引發的心神不安、難以入睡的首選穴。

從中醫的角度說，失眠為陰不入陽所致，除了太飽、太饑所致的失眠，其他因素引發的失眠均可通過按揉照海穴治療。因此，睡前按照海穴，不但能滋陰降火、補腎益氣，還能睡個踏實、安穩的覺。

婦科疾病搓八髎

現代女性大多和男性一樣，每天上下班，還要做繁重的家務，相夫教子，照顧老人。勞累使得九〇%的女性都患有婦科病。所以，女性朋友一定要提高對健康的重視。

曾有位女患者來看病。她從二十幾歲開始打拼，在外人眼中就是位成功女性，可現在的她未滿四十歲，走幾步路都會喘大氣，常工作到淩晨兩三點還不能入睡，眼角堆積大量皺紋。吃飯時沒胃口，經常莫名其妙心悸、發脾氣；月經期也推遲了，每兩個月來一次。

如今她有了經濟基礎，想要通過各種保養改善容貌，開始使用名貴的化妝品，去各大醫院做各項檢查，檢查結果很正常，她自己覺得奇怪，明明沒病，為什麼身體總是不舒服呢？醫生總是囑咐她：「好好休息就沒事了。」

其實，她確實沒出現什麼實症，而是亞健康問題嚴重，如果不及時消除，就會逐漸發展成「病」，包括胃腸道疾病、高血壓、心臟病、子宮肌瘤、腎虛等。

我告訴她，每天下午五—七點，腎經當令之時，將五行養生油倒在掌心，讓熱力從腰部向腹部神闕穴、關元穴滲透，來回搓半小時，之後裹好保鮮膜，讓五行養生油徹底吸收。經過一段時間搓摩八髎（見P.74圖）後，患者胃口大開，晚上也很容易進入夢鄉，連續治療一個月，原來的症狀都消失了。

八髎就是指上髎、次髎、中髎、下髎，共四對、八個穴位，搓八髎不一定非要搓這八個穴位，可從命門、腎俞、志室搓至八髎。八髎是盆腔所在的地方，鄰近胞宮，這個部位皮肉鬆軟而有彈性，若彈性欠佳，說明經絡肌膚間有沾黏，這正是胞宮出了問題。

婦科疾病都和胞宮聯繫密切，用五行養生油搓八髎，能治療女性月經不調，月經過多或過少、閉經、白帶異常、子宮病、卵巢病、盆腔病、附件炎、腎臟系統疾病、乳腺病等。

五行養生油

備料

細辛三克
藏紅花三克
蘇木、茯苓、生何首烏各三十克
一桶二．五升的油

製作方法

1. 油倒出少許，將上述藥材放到油桶中，浸泡一個月。
2. 等藥性成分滲透到油中，就將其連同藥物一同倒入鍋中，開溫火炸一下至藥物飄香。撈出藥渣，油冷卻後用紗布過濾一遍，放到油桶中密封。保存期十八個月。

此油之中：

- **細辛色青**。屬木。《本草綱目》說其可：「主治百節拘攣，風濕痹痛死肌。久服利九竅，輕身長年。安五臟，益肝膽，通精氣。除血閉，婦人血瀝腰痛。」
- **藏紅花色赤紅**。屬火。有活血化瘀、散鬱開結之功，能治療憂思鬱結、胸悶、精神恍惚，可調理卵巢、子宮、盆腔系統，暢通周身氣血。
- **蘇木色黃**。屬土。可調理子宮、卵巢、盆腔系統，能治療痛經、外傷腫痛。
- **茯苓，色白**。屬金。可排除體內多餘濁毒、濕氣，讓人神清氣爽、面色透亮；還可健脾化痰、抗癌、寧心安神、促進睡眠、消除水腫型肥胖。
- **何首烏色黑**。屬水。可補肝腎，生精血，烏髮生髮，強筋骨；還可防治骨質疏鬆，延緩更年期，調理子宮、卵巢、盆腔系統，抗衰老，增強自身抗病能力。

搓八髎的方法很簡單，無副作用，可獨立操作，但最好在異性幫助下進行，能達到陰陽平衡的狀態，還可調理臟腑，通經活絡。還要注意，搓八髎後要及時穿衣保暖，避免著涼。

八髎為治療婦科疾病的重要穴位，《黃帝內經．骨空論》提到：「腰痛不可以轉搖，急引陰卵，刺八髎與痛上，八髎在腰尻分間。」這裡說的腰痛包含腎部疾病，腰為腎之府，陰卵指女人盆腔、子宮、卵巢、陰部。

八髎在五行中屬水，可調節全身水液，疏通氣血，婦科疾病大都與氣血水液相關，所以，八髎能調節婦科疾病。

命門、腎俞、志室位於腰部橫向同一條線上，三穴都是腎精和元氣聚集的地方，按摩、揉搓此穴能夠補充元氣、滋養腎精，讓女人身體強壯、氣血充足。

命門在五行中屬火，女人想擁有好身體、青春永駐，命門之火就要不斷燃燒，讓腎水保持溫暖暢通。

腎俞和腎一樣，在五行中屬水。此外，婦科疾病、腎臟系統疾病，都能在腎俞上找到壓痛點。志室為藏腎精的地方，在五行之中屬土。腎水缺乏土的藏納就會氾濫成災，各種疾病也會接二連三找上你。

搓八髎時應注意：月經期間搓八髎不宜用五行養生油，可用橄欖油或嬰兒油代替。血小板低下、有出血傾向者、孕婦、皮膚有出血傷痕的女性，都不能使用五行養生油。這種油只能外敷，不可內服。

調理月經三陰交

人都愛美，都想要不老容顏，但這是不可能的。然而，想要讓衰老減慢一些是可以的，這就需要養護身體了。中醫看來，腎氣的盛衰與人體的生長發育、生殖、衰老存在莫大聯繫。腎氣充盈，人不易衰老；腎氣不足，人就容易變老。所以想要容顏永駐，遠離疾病，不僅需要活血，還需要補腎。如果想要達到這兩個目的，可以按摩三陰交穴（見P.72圖）。

三陰交穴位是脾、肝、腎這三條經絡相互重疊的位置。其中，脾化生氣血，統攝血液，肝藏血，腎藏精，精血之間可以進行化生。所以對此穴按摩，可同時養護脾、肝、腎。女人長期對此按摩，可以防止衰老過快，調理月經，還能有效避免出現女性常見病。

具體操作

❶ **養護子宮和卵巢**。人體任脈、督脈、沖脈的經氣全部起於子宮和卵巢，其中，任脈掌管人體全身的血液，督脈掌管全身的氣，沖脈掌管全部經脈。

想要養護子宮和卵巢，需在晚上五－七點，腎經「值班」時，用大力度按摩兩腿的三陰交穴，分別十五分鐘。每天堅持便可使任脈、督脈和沖脈的氣血維持暢通。只有氣血不停滯，女人的面色才會紅潤，睡眠品質才會高，皮膚才會有彈性。

❷ **調理月經、消除青春痘、淡化皺紋**。三陰交穴位是脾、肝、腎這三條經絡重疊的位置。其中，脾化生氣血，統攝血液，肝藏血，腎藏精。女性的氣血充足，月經才有規律。女性面部出現的很多問題，都和月經不調息息相關，比如斑點、痘痘、皺紋等。

想要調整月經、養顏，就要在晚上九－十一點，也就是三焦經「值班」時，按摩雙腿的三陰交，每邊十五分鐘，每天堅持便可達到目的。

❸ **改善性冷感**。在生活的壓力下，很多女性多少都出現性冷感這一狀況。按摩三陰交能補血益氣，增強性欲。需要在晚上五－七點按摩。要注意的是，只有堅持按摩一個月左右，才能看到比較理想的效果。

❹ **調理、治療疾病，比如肌膚過敏、濕疹、蕁麻疹、皮炎等**。皮膚之所以會出現諸多問題，比如濕疹、蕁麻疹、皮炎等，就是因為體內存積了大量的濕氣、濁氣和有毒物質。而在脾的作用下，可將人體內的這三種物質運化排出。為達到這一目的，需在中午十一點，也就是脾經「值班」時，對雙腿的三陰交按摩，分別二十分鐘即可。

❺ **緩解脾胃虛弱、腹脹腹瀉、腰膝酸軟、陽痿、遺尿等症狀**。想要起到以上作用，需要對雙腿上的三陰交按摩，每天每條腿十五分鐘即可。

需要注意一點，孕期的女性不可按摩此穴，否則容易出現不可量的後果。

消除耳鳴「湧泉穴」

大部分人的觀念中，只有老年人才會出現耳聾耳鳴的症狀，實際上很多年輕人也出現過。為何年紀不大也會耳鳴耳聾呢？這和腎虛脫離不了關係，對此，可以通過按摩腎經上的湧泉穴進行調理。

相信不少人都知道湧泉穴，它常出現在中醫保健書籍中。中醫看來，腎開竅於耳，意思就是，一個人聽力好與不好是腎決定的。腎精充盈，耳朵就可以得到很好的潤養，聽力便會較好；如果腎精缺乏，耳朵得不到足夠營養，聽力便會降低。很多老年人聽力狀況不好，就是和腎

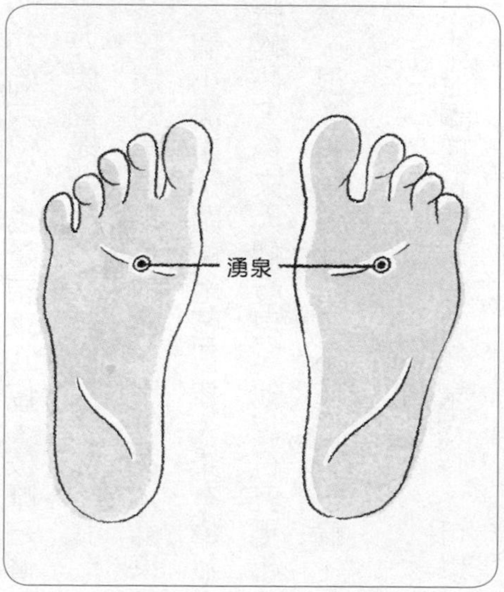

精虧虛，耳朵沒有充足的潤養有關。湧泉穴是腎經上的初始穴位，也是結束穴位，按摩這個穴位，可以調理腎虛。腎虛的狀況一點點得到好轉，聽力便會提升。

按摩湧泉穴除了能有治療耳聾耳鳴的作用，對很多疾病的治療也有輔助作用。在《蘇東坡文集》中，就針對按摩湧泉穴可以治療疾病記載了一個小故事：閩廣地區很多人染有瘴氣（瘧疾），有個武將卻多年安然無恙，面色紅潤，腰腿輕快，後來人們發現，他每日五更起坐，兩足相對，按摩湧泉穴無數次，以汗出為度。之後，很多人仿效此法，不僅很少得病，有些多年痼疾也不治而愈。

按摩湧泉穴時，手法非常重要，只有手法正確了，才能調理腎虛。按摩湧泉穴時，可以用哪些手法呢？

❶ **揉**。坐在床上，身體放鬆，雙腳分開，足底從裡向外翻，或盤腿而坐。伸出一隻手，彎曲拇指或食指，將大拇指的第一指關節或食指的第二指關節置於足心湧泉穴，反覆按揉，左右腳各一百次。常用這種方法按揉，可以疏通心腎，調理內臟，還能有效預防感冒，穩定血壓，提高睡眠品質，通腸潤便。

❷ **按**。坐在床上，身體放鬆，雙腳分開，足底從裡向外翻，或盤腿而坐。伸出一隻手，取拇指，指腹對準足心湧泉穴，一下一下按壓，左右腳分別進行多次。

❸ **搓**。坐在床上，身體放鬆，雙腳分開，足底從裡向外翻，或盤腿而坐，取一手手指對湧泉穴多次推搓，以足底出現溫熱感為最好。採用此法按摩可以治療老年性哮喘、腰腿痠軟無力、失眠、頭痛、高血壓、耳聾耳鳴、便祕等症狀。

❹ **掐**。坐在床上，身體放鬆，雙腳分開，足底從裡向外翻，或盤腿而坐。取一手兩指置於穴位處，用大力掐，每次持續十幾秒鐘，左右兩足分別掐多次。用此法按摩此穴，可以提高睡眠品質、緩解咽喉疼痛等症狀。

強腰養腎腰眼穴

生活中很多人都開車外出，因為可以更快到達目的地，但是當交通嚴重堵塞時，生活就會受到影響，甚至出現交通事故。所以堵車就需要疏導，以恢復交通順暢。人體經絡也是一樣，一旦出現阻塞，就應該對其疏通，否則就容易患上疾病。

如今，大部分上班族在辦公室都坐著工作，一坐就是整個上午或下午。時常坐著會使後背、腰上的肌肉長時間緊繃。經絡不暢通了，氣血就很難在其中流動自如，導致出現後背、腰部脹痛的狀況。長時間如此，疼痛就會越嚴重，甚至會出現後背發涼、麻木的感覺。如果沒有及時調整生活或工作習慣，經絡的堵塞狀況會更加嚴重。

有些人可能覺得平時沒有長時間坐著，但還是腰部痠痛，有時候疼痛感還非常明顯，使人難以動彈。這是怎麼回事呢？這是因為腰痛和腎虛存在一定的關聯。腎藏精，主骨生髓，而骨髓又能起到養骨的作用。如果腎虛，腎精缺乏，腎精便不能很好地化生骨髓，自然無法養骨。骨頭缺乏滋養，腰便會出現不適症狀，比如腰痛、想要緩解腎虛所致的腰痛症狀，可以按摩腰眼穴。

腰眼在「帶脈」上，位於腎臟處。按摩腰眼，可以使帶脈中的氣血流動暢通，強壯腰脊，固精益腎。

具體操作

雙手輕輕握拳，用拳眼或拳背對準腰眼穴，一邊旋轉一邊按揉，約五分鐘。雙手握拳，輕輕叩擊腰眼穴，或用手對腰部進行按揉，持續約五分鐘雙手互搓，出現溫熱感後用力按壓腰眼穴，停頓片刻，後用力緩慢下移至尾閭部位，也就是長強穴，持續進行約八十次，早晚分別按摩一遍。

充盈氣血「腎俞穴」

眾所周知，胎兒的健康離不開精子，如果精子品質較差或有問題，胎兒出生後的先天體質可能會比較弱，而且容易生病。如果精子品質很好，胎兒出生後的體質也會相對較好。所以，如果想生出體質棒的孩子，男性就應該努力使精子維持在品質較高的狀態。對此，按摩腎俞穴（見P.74圖）可以調養、滋補肝腎，還有益於增補腎臟中的氣血。

長期按摩此穴，可以使人體內的氣、血、精逐漸充盈，還能幫助提高免疫力和抵抗力，緩解並輔助治療由血氣虛弱導致的頭暈目眩、四肢疼痛、失眠、性功能下降等病症。另外，按摩腎俞穴可增強腎臟功能，防治水腫、遺尿、月經失調、遺精、陽痿等病症。

具體操作

雙手互相摩擦，出現溫熱感後將手心放在腎俞穴。溫熱感消失後再重複摩擦雙手，放在此穴處，一直進行約五分鐘。還可以選擇用手指直接按摩腎俞穴的方式，當此穴有酸脹感，且腰部稍稍溫熱時即可停止按摩。

一個人的先天之精雖然很大程度上影響體質強弱，但並不是決定性因素，如果後天加強補益，體質的強弱也是可以改善的。這類人也可以按摩腎俞穴。在此基礎上，還要調整飲食，多吃對腎臟有益的食物，注意鍛煉身體。只有從多方面調養，先天體質不足的狀況才會一點一點改善。

美容養顏「築賓穴」

女人步入三十五歲時，這時，身體開始出現衰老的趨勢，比如面部長斑點、氣色不好、身材臃腫等，相信每個女人看到這樣的自己都會傷心。所以，就出現了這樣一群女人，她們喜歡花錢買各種化妝品，還喜歡去美容院美容。但事實證明，她們的氣色並沒有改變。

其實，女性的面部和身材出現問題，在「表面」上調理或遮掩是沒用的，只有將體內的毒素及時排出體外才可以。不知道大家有沒有養過富貴竹，其根部需要在水中才能存活。一段時間就要更換一次清水，如果長時間不換水，水越來越渾濁，在這種情況下養富貴竹，它就會死掉。

對人體而言，氣血津液就等於供富貴竹生存的水，當生活及飲食習慣不良、情緒不良時，氣血津液的流動就會受到阻礙，人體中的毒素就會越積越多，難以排出，影響腎臟功能的正常運行，進而影響到其他器官的健康。臟腑器官的健康受到影響，一定會在面部體現，所以女人會出現面色蒼白、面部長斑等現象，還會便祕、肥胖。

現在有不少女性意識到這些問題，是因為體內聚積了很多毒素的原因，所以急切進行排毒。排毒的方法很多，比如排毒藥物、排毒茶、運動等。排毒藥物和排毒茶雖然能達到不錯的效果，但對身體還是會造成傷害；而通過運動排毒雖然健康，但需要耗費大量體力，很多人難以堅持。既然這幾種排毒方式都不是最佳的，介紹一個方法——按摩足少陰腎經上的築賓穴（見P.72圖）。

為什麼按摩築賓穴能排毒呢？因為人體內的毒素最喜歡聚集在寒冷陰濕的地方，這個穴位就是毒素聚集的部位之一。按摩此穴，對排出菸毒、油漆中的毒物、藥物存留在體內的毒素非常有效。經常按摩，毒素就會漸漸排出，氣血津液的運行暢通無阻，對腎臟調養非常有益。

這個穴位就在小腿的裡側，太溪穴和陰谷穴的連線上，太溪往上量十七公分，腓腸肌肌腹的下方位置。按摩此穴時，可以將手放在此穴上，頭部緩慢向後仰，並逐漸增加按摩的力度，再大力按壓此穴，然後身體放鬆，恢復到初始位置，準備再一次按壓此穴，一共按壓十次。

在排毒的問題上，如果每天按摩築賓穴，卻沒有良好的飲食習慣，也不能起到很好的排毒效果。所以，不僅要按時按量按摩，還應該養成良好的飲食習慣。眾所周知，吃辣椒容易「上火」，不易於身體排毒。而雖然魚類和肉類中含有豐富的營養物質，特別是蛋白質，但是魚生火，肉生痰。魚吃多了，會使體內存積內火；肉吃多了，會使體內的津液代謝出現異常，出現痰濁。這些都會導致毒素。所以飲食最好保持清淡。

此外，還要注意養成良好的生活習慣，這樣按摩築賓穴才能有好效果。之前我的朋友說，他每天飲食都很清淡，偶爾吃一次肉，而且每天都會按摩築賓穴。剛開始效果非常好，但是沒多久就不管用了。我也覺得很好奇，就問他最近的生活情況，他說最近有點忙，總是加班到很晚，下班後很餓，就在公司附近吃些燒烤。聽完朋友的話，我找到了導致問題的根本原因，就是因為生活無規律。所以順利排毒的前提，應該是養成良好的飲食和生活習慣。

CHAPTER 5

中藥養腎，溫和補泄不傷身

補腎填精中藥材

腎精不足即腎精虧虛，是生殖功能衰退導致的症狀，多是由於先天發育不良、稟賦不足、後天調攝失調、房事過度、久病傷腎等因素而致。腎精不足者的主要表現為：經少閉經、性功能衰退、早衰、脫髮、牙齒鬆動、耳鳴耳聾、腰膝酸軟、精神不振、健忘、脈細無力、舌瘦等。以下就為大家介紹幾種補腎填精的藥材。

藥材	特性&保健
桑葚（桑果，能直接食用又可入藥）	・桑葚味甘酸，性微寒，入心、肝、腎經，可補血滋陰、固精益腎、生津止渴、潤腸等。適用於肝腎陰虛、精血虧損、腸燥便祕等症。 ・取新鮮桑葚攪成汁液，之後熬成稀膏，加入三百克蜂蜜，繼續熬至黏稠，裝進罐中放到冰箱冷藏，每天吃一小勺。滋養肝腎、補益陰血，適用於肝腎陰虛導致的頭暈目眩、心悸失眠等症。 ・將新鮮熟透的桑葚放入米酒泡一兩個月，每天喝一小杯能治療貧血、關節炎。但是要注意桑葚性寒，脾胃虛寒、大便溏稀者慎食。

鹿茸

- 雄鹿嫩角沒長成硬骨，帶著絨毛，內含血液，叫鹿茸。是名貴滋補中藥。
- 《本草綱目》說鹿茸：「生精補髓，養血益陽，強健筋骨。治一切虛損，耳聾，目暗，眩暈，虛痢。」過去醫家談及鹿茸入藥、去病時，通常將其研成粉末，現在多將其作為日常保健品。放到肉湯中同燉，對於先天和後天的保養都非常有好處。
- 寒冷冬季，服用適量鹿茸湯是最好的滋補方法。勞累過度後出現腰膝痠軟、渾身無力、血虛眩暈等症時，適當喝些鹿茸湯如同「雪中送炭」一般。
- 要注意，鹿茸雖有很多好處，但性大溫，適合體質虛寒者食用，體質偏熱者不宜服用。

何首烏

- 何首烏味苦、甘、澀，性溫，歸肝、心、腎經。
- 《本草綱目》提到何首烏可「養血益肝，固精益腎，健筋骨，是滋補之良藥，不寒不燥，功在地黃、天門冬諸藥之上。」並且還提到：「可止心痛，益血氣，黑髭髮，悅顏色。」由此可見，何首烏具有非常好的益精血、補肝腎之功。經常服用，氣血則充盈、面色紅潤，容光煥發。面色無華、萎黃的血虛患者可常服何首烏，能久駐容顏。
- 胃口不佳，頭昏腦脹，可以沖少許何首烏粉喝，幾分鐘後會覺得精神倍增，再工作、學習效率也會提高。不妨在辦公室備些何首烏粉，頭昏時沖上一兩勺。

阿膠

・阿膠是驢皮漂泡去毛後熬成的膠塊，傳統中藥，載於《神農本草經》。性甘、平，可入肺經、肝經、腎經。入肺則潤燥，入肝則補血，入腎則滋陰填精，有滋陰潤肺、補血止血、填精補腎、定痛安胎之功，對於吐血、便血、崩漏、陰虛咳嗽、陰虛發熱等症均有不錯療效。

・有些女性經期後會因失血面色發黃、頭暈乏力。有的女性體質虛弱，月經失調，經量少，經色淡，皆為虛證，可服用阿膠調養。但是有部分女性服用阿膠，不但沒能改善症狀，還出現腹脹不適，這是因為阿膠為滋膩之品，不易消化，最好同其他中藥配合使用。

・多數血虛女性伴隨氣虛症狀，如氣色差、疲倦乏力、易出汗等。所以補血時還應補氣，可增強療效，同黃芪、黨參等補氣藥同用；也可以將阿膠、黃芪、紅糖、糯米一同熬粥食用。

・腰痠、怕冷、耳鳴、陰虛腎虧的女性，可以做些芝麻核桃阿膠膏。取阿膠砸碎後放到黃酒中浸泡一星期，等到阿膠呈海綿狀後加少許水燉化，取黑芝麻、核桃、冰糖各適量放入其中，蒸一小時，過程中不停攪拌，冷卻後即為凍膏。早晚分別吃一兩匙，用溫開水沖服，效果很好。

・但是要注意感冒、咳嗽、腹瀉、月經時不宜服用，應等到病癒或經停後服用。消化不良、出血帶瘀滯者不宜服用阿膠。此外，服用阿膠時應忌口，如蘿蔔、濃茶等。

當歸

- 中醫認為當歸性溫，味甘、微辛，氣味濃郁，可入心、肝、脾三經，能補血調經、活血止痛、潤腸通便。
- 由於精血同源，因此腎精不足、腎血虛者皆可服當歸，每次服六～十二克即可。
- 婦產科名方——四物湯，即為當歸、熟地黃、白芍、川芎配伍而成，具有非常好的益血、和血、鎮痛之功。月經不調、臍腹疼痛、腰腿痠痛等症，即可服用此方加減方劑。

熟地黃（熟地，是生地黃的炮製加工品。）

- 熟地黃味甘，性微溫，入肝經和腎經，具有滋陰補血、益精生髓之功，為滋補肝腎和陰血之佳品。
- 《本草綱目》說熟地黃：「填骨髓，生精血，補五臟、通血脈，利耳目，黑鬚髮。」治療：「男子五勞七傷，女子傷中胞漏，經候不調，胎產百病。」對於血虛萎黃、肝腎陰虛、經血虧虛均有療效。
- 熟地黃可單用，也可同當歸與雞肉同燉，對於血虛證、月經不調均有很好的療效。
- 將熟地黃和枸杞放入白酒中泡藥酒，能補精血，治療健忘、掉髮等。泡酒時，熟地黃和枸杞的比例為二：一切碎後放到紗布中，紮緊口後泡到酒中，一千克酒足夠了。每天振搖一次，一星期後改成每週振搖一次，二十天後就可以喝了。喝完後，藥渣可再加五百克白酒，半個月後可直接飲用，每天一小杯即可。

滋補腎陰中藥材

腎陰虛是腎臟陰液不足而導致的症狀，多是由於久病傷腎、稟賦不足、房事過度，服用了溫燥祛陰之品等因素所致。想要滋補腎陰，可服用以下幾種中草藥。

藥材	特性&保健
天冬（天門冬）	．味甘、苦，性寒，可入肺經和腎經，有養陰潤燥清熱降火、清肺生津之功。臨床上常治療肺燥乾咳、頓咳痰黏、咽乾口渴、腸燥便祕等症。 ．具有非常好的美容之功，《名醫別錄》提到天門冬能「養肌膚，益氣力。」《滇南本草》說其可：「補肺，潤皮毛，悅顏色……久服能夠烏鬚黑髮，面似童色。」這些都證明天冬有美容之功。 ．可內服，也可外用。內服可煎湯；外用可將鮮品搗爛外敷，或研磨成乾粉，用蜜調和後塗抹。但是要注意，脾胃虛寒、食少便溏的女性忌服。
麥冬（麥門冬）	．味甘、微苦，性微寒，能入心經、肺經和胃經。具有養陰潤燥、生津止渴之功，還可清心除煩、延年益壽。 ．取等量天冬和麥冬煎濃汁，再放入等量蜂蜜煎沸，每次吃一勺即可，適用於肺熱或肺癆咳嗽。

石斛

- 石斛是非常重要的藥材，性微寒，味甘，可入胃經、肺經、腎經，因此，《本昌思辨錄》認為：「石斛，為腎藥，為肺藥，為腸胃藥。」
- 《本草綱目》提到：「石斛能強陰益精，輕身延年。」從這能看出石斛既能治病，還可補益，即能益胃生津、益腎滋陰、清解蓄熱。很多古代醫書典籍中都有關於石斛的記載，心、肝、脾、肺、腎五臟病症皆可用石斛治療。

女貞子

- 女貞子味甘、苦，性涼，可入肝經和腎經，有滋補肝腎、滋陰血、清虛熱、烏髮明目之功。
- 女貞子補陰效果比不上熟地黃，但能補而不膩，補中有清，是滋補腎陰的常用藥。適用於腎陰虛、肝腎陰虛、陰虛內熱等證。女貞子性涼，因此脾胃虛寒、泄瀉的女性忌服。女貞子可煎湯，可泡酒，也可製成藥膏服用。
- 想美容的女性，可用女貞子泡酒喝，具體做法：取二百克女貞子和五百毫升低度白酒，女貞子洗淨，蒸熟，曬乾，放到低度白酒裡，蓋好蓋子密封。每天振搖一次，一星期後服用。每天喝一～二次，每次一小杯，能補益肝腎、抗衰祛斑。

枸杞

- 是常見的補肝益腎中藥，性味甘、平，歸肝、腎、肺經，擅長補腎益精，養肝明目，延年益壽的佳品。常用在腎陰虛、肝腎陰虛、陰虛雀目、消渴證的調理上。
- 陰氣不足時可泡一杯枸杞茶，與五味子等份泡茶。將五味子和枸杞研磨成粗末，每次取九～十五克，適合不能適應夏季氣候炎熱的女性。
- 介紹一種古人的長壽枸杞方——金髓煎。購買優質枸杞放到罈子中，倒入適量高粱酒，密封兩個月後取出枸杞，放到盆中搗爛，過濾，取汁。將枸杞汁同泡枸杞的酒一同放到鍋中，開小火熬，過程中不斷攪動，當黏稠至一定程度時關火，冷卻後放入乾淨的瓶中。早晚分別取兩大勺，兌到加熱的酒中，攪拌均勻後服用，堅持半個月就能體會到身體的變化。

黃精（老虎薑、雞頭參）

- 黃精喜歡陰濕氣候，是非常好的補陰中藥。
- 黃精性平味甘，能入肺經、脾經和腎經，不但能養陰，還能補氣。常用來治療脾胃虛弱、身體乏力、口乾食少、肺虛燥咳、精血不足、內熱消渴等。可取黃精煎汁，之後將粳米放到黃精汁中熬煮至熟，此粥能滋養脾肺。
- 黃精性質平和，作用緩慢，因此需長期服用才能看出效果。但要注意，痰濕嚴重、陽虛便溏者不宜服用。

玉竹	・玉竹是滋陰藥材，可治療熱病傷陰、咳嗽煩渴、勞虛發熱、消谷易饑、尿頻等症。玉竹的寒、熱、平、涼、溫性，並非取決於它所能治療疾病之特性，而是取決於它的生長環境。 ・玉竹補而不膩，不寒不燥，因此能補益五臟、滋養氣血、平補而潤，還可祛除風熱，滋養腎精、強心之功。 ・玉竹味道甘甜，適合養陰，可煎湯、泡茶、熬粥或做菜，長食也不會損傷脾胃，並對肺陰虛引發的乾咳少痰、津少口渴等症均有較好的療效。
墨旱蓮（金陵草、蓮子草）	・旱蓮草性寒，味甘、酸，能入腎經和肝經。 ・旱蓮草是中醫常用的養肝益腎、涼血止血藥物，能治療肝腎陰虛引發的頭昏目眩、牙齒鬆動、腰背痠痛、下肢痿軟、血熱等症。 ・旱蓮草在中醫美容古方裡使用頻率非常高，是烏鬚黑髮、生長毛髮之品。可內服，也可同其他中藥配伍成湯劑、散劑、丸劑、膏劑。

溫補腎陽中藥材

腎陽虛就是腎臟陽氣虛衰，是腎臟陽氣衰竭所致。主要誘因為久病不癒、房事過度等，常常表現出腰膝痠軟、畏寒肢冷，特別是下肢冷，頭暈目眩、精神萎靡、面色蒼白、舌苔淡白、脈沉弱、女性易宮寒不孕、大便久瀉不止、完穀不化、浮腫等。下面為腎陽虛者可溫補腎陽的中藥。

藥材	特性&保健
蛇床子	・《本草疏經》提到：「蛇床子，蓋以舌能除濕，溫能散寒，辛能潤腎，甘能益脾，故能除女人男子一切虛寒濕所生病。」 ・蛇床子味辛、苦，性溫，有小毒，可入腎經和脾經，能溫補腎陽、燥濕止癢、殺蟲，多用來治療腎陽虛引發的腰痛、白帶、陰癢等。每次煎服六～十二克，可用蛇床子煎汁或坐浴，但陰虛火旺的女性忌用。
補骨脂	・補骨脂是豆科植物補骨脂的成熟種子，性大溫，味辛、苦，歸腎經和脾經，能補腎壯陽、溫脾止瀉。 ・補骨脂性溫燥，對胃有刺激，久服容易口乾舌燥、咽喉乾痛，所以，陰虛火旺、胃病患者要慎用。

巴戟天

- 味辛、甘，性微溫，可歸腎經和肝經，能補腎助陽、祛風、強筋健骨，還可治療宮冷不孕、月經不調、少腹冷痛、風濕麻痹、筋骨痿軟等症。
- 取巴戟天和等量懷牛膝泡入十倍量的白酒，每次喝一～二小杯，能治療腎陽虛、腰膝酸軟、下肢無力等症。

附子

- 附子為毛茛科植物烏頭的子根，根據加工方法可分成鹽附子、黑順片、白附片，性辛味甘、大熱、有毒，歸心經和腎經，有回陽救逆、補火助陽、散寒止痛的功效。
- 附子理中湯、桂附地黃丸、四逆湯等，皆為以附子為主的名方。傷寒溫補名醫補曉嵐先生擅長用附子治病，他在重慶行醫時每天都會煮兩鍋附子做主藥治病，陽虛患者經他簡單望聞問切後，無論哪種病，服用此湯都有不錯的效果。

肉蓯蓉

- 肉蓯蓉性溫，味甘、酸、鹹，可入腎經和大腸經，入腎能補腎壯陽、益精補血。入大腸能潤燥通便，溫而不燥，滋而不膩，可補陰也可補陽，為補腎、益壽之佳品。
- 肉蓯蓉同紫河車、韭菜子、山藥、栗子同食補益功效更好，此藥煎湯、煎膏、泡酒、熬粥均可。
- 取肉蓯蓉三十克，鹿角膠五克，羊肉一百克，粳米一百五十克。先用肉蓯蓉煎汁，羊肉洗淨後切小塊，同粳米一起熬粥，將熟時放鹿角膠，繼續熬至粥熟。此粥適合腎虛、女性宮寒不孕症患者食用。
- 取肉蓯蓉十五克，火麻仁三十克，沉香六克。將蓯蓉、火麻仁煎汁，沉香後下，之後調入等量蜂蜜，攪拌均勻，煮沸後收膏，每次吃一兩勺即可，適合便祕腹脹的女性食用。

肉桂（玉桂、桂皮）	・中醫認為，肉桂味辛、甘，性大熱，能入腎經、脾經、心經、肝經，有溫中補陽、祛風健胃、活血祛瘀、散寒止痛之功，適合脾腎虧虛引發的畏寒膚冷、遺尿、尿頻、虛寒吐瀉、食少便溏、虛寒閉經、痛經等。《本草經疏》提到：「桂枝、桂心、肉桂，夫五味辛甘發散為陽，四氣熱亦陽；味純陽，故能散風寒；自內充外，故能實表；辛以散之，熱以行之，甘以和之，故能入血行血，潤腎燥。」 ・若出現胸滿、飲食不易消化等，可熬些肉桂粥，具體做法：取肉桂、茯苓各二克，桑白皮三克，用水煎汁，加入五十克大米熬成稀飯，可作早餐食用。每天吃一次，能溫陽化飲、提升食欲。
蛤蚧	蛤蚧性溫，味鹹、平，有小毒，能入肺經和腎經，可以補腎助陽、補肺納氣、定喘止咳，為肺腎雙補之藥。適應證：肺腎虧損、腎不納氣、腎虛精虧等症。

補益腎氣中藥材

腎虛前文詳細介紹過了，這一節主要為大家介紹幾種適合腎虛患者補益腎氣的中藥，改善腎虛。

藥材	特性&保健
菟絲子	・菟絲子能入藥，性溫，味甘，歸肝經、脾經、腎經，有補養肝腎、益精明目、健脾止瀉、延年益壽之功。不溫不燥、補而不膩，是平補陰陽的藥物。 ・可熬粥、泡茶，也可外用，為大家介紹一款菟絲子粥：取菟絲子六十克、粳米一百克、白糖適量。將菟絲子研碎，放入砂鍋倒入適量清水，開小火煎二十分鐘，過濾留汁，倒入粳米，加入適量清水、白糖，開小火熬成粥即可。可補腎益精、養肝明目，適合腿腳軟弱無力的女性食用。 ・腦力勞動者可用菟絲子泡茶飲，取十克洗淨後搗碎，加入適量紅糖，有養肝明目、延年益壽之功。
山茱萸	・山茱萸的補力平和、壯陽而不助火、滋陰而不膩膈、收斂而不留邪，被歷代醫家喜用。張仲景以山茱萸為主藥製造了金匱腎氣丸，有補益肝腎、澀精斂汗之功，為肝腎虛損常用藥。 ・取山茱萸、防風、黃芪各九克，用水煎服即可治癒自汗和盜汗。
人參	・人參為草藥之王，《本草綱目》說其：「味道甘微苦而性溫，入脾、肺經，具補益強壯，補氣固脫，補肺健脾之功效。」 ・很多女性由於壓力大，常處在疲勞狀態，因而元氣大傷，主要症狀：全身乏力、食欲下降、泄瀉、氣喘、多痰、失眠等，因此，補元氣就顯得非常重要，而人參就是補元氣的佳品。

· 人參可燉服：將人參切成兩公分長薄片，放到瓷碗中，加足水，密封，放到鍋中蒸燉四～五小時。或直接取二～三片人參放到口中細嚼。或是用人參片泡水、酒，或平時燉肉時放到湯中一起燉。

· 但要注意人參不能久服，每十天為一週期，每天服一～三克，連服十天後停服一個星期，之後繼續服十天，反覆進行。

續斷（川斷）

· 有續折傷、續筋骨之功。

· 中醫認為腎主骨，因此它具有補肝腎、強筋骨、止血安胎、續折傷之功，主要治療骨折腫痛、肝腎虛流產先兆、月經過多，為傷科、婦科補腎之良藥。

狗脊

· 狗脊是蕨科植物金毛狗脊的乾燥根莖，由於根莖表面附著光亮金黃色長柔毛，像狗的脊背，因此被稱為「金毛狗脊」。

· 狗脊具有補肝腎、強筋骨、健腰膝、祛風濕、利關節之功，尤其是補肝腎、強筋骨、祛風濕效果突出。所以三十～四十歲的女性，出現肝腎不足、筋骨不利、腰膝痠痛、下肢無力、尿頻、崩漏、白帶過多等症，都可服用狗脊改善。其重量為十～十五克。

· 取鹿茸一百克，白蘞和狗脊各五十克，三種藥一同研成粉末，過篩，之後用艾葉煎醋汁，調和成糯米糊，製成梧桐子大小的藥丸，每次服五十丸，清晨空腹用黃酒送服。此方可治療女性腹部虛寒，帶下純白等。

核桃仁

- 核桃仁是核桃種仁，性味甘平、溫潤，可補益腎氣、滋陰潤燥，是滋補強壯之品。久服核桃仁能輕身益氣、延年益壽。將核桃去殼後，留住外層黃皮，空腹吃核桃仁能固精。
- 核桃仁是烏髮養顏、潤膚防衰的佳品，強腎養血，長期服用核桃仁能讓頭髮烏黑亮澤，有非常好的治療頭髮早白、髮枯之功。將核桃仁碾碎後同黑芝麻糊混合服食，時間久了，能讓鬚髮烏黑亮澤。將核桃仁去殼後食用，細嚼慢嚥吃兩個月，就能收穫意想不到的效果。
- 還可用核桃仁加鹽煮水，喝水吃渣，治療腎虛腰痛、健忘耳鳴等症。核桃仁同薏仁、栗子一同熬粥食用，可治尿頻、便溏、五更瀉等。核桃仁同芝麻、蓮子一同食用，可補心健腦、治療盜汗；生吃核桃仁、桂圓肉、山楂，可改善心臟功能。

覆盆子

- 覆盆子味甘、酸，性平，可入肝經和腎經，補肝腎、縮小便、明目等。
- 女性產前兩個月可以用覆盆子泡茶飲用，可調整子宮肌肉鬆緊度，增強盆骨力量，幫助分娩。生產過後，還可繼續飲用覆盆子茶葉，促進子宮恢復和乳汁分泌。
- 覆盆子可單泡，不宜與其他花茶同泡，女性喝覆盆子茶不宜過濃，因為覆盆子茶會增強子宮收縮，影響女性生殖系統，沖泡時應儘量淡些，也不宜常飲。

五味子

・五味子性溫、味酸，歸肺經、心經、腎經，有斂肺止咳、補腎寧心、益氣生津之功，能治療肺虛咳嗽、自汗盜汗、久瀉久痢等症。五味子有南北之分，南五味子紅，北五味子黑，入滋補藥，以北五味子為宜。

・五味子被列為上品，它皮肉酸甘，核中辛苦，有鹹味，辛甘酸苦鹹五味皆備，因而得名。藥王孫思邈曾說，常服五味子可補五臟之氣，女皇武則天也曾用五味子延壽。

・自製五味子膏，具體做法：取五味子二百五十克，加適量清水，煎汁，濃縮成稀膏，調入等量蜂蜜，用小火煎沸，冷卻後即可服用，宜空腹食用，每次吃一～二匙。剩下的放到冰箱中冷藏，要吃時取出來。具有非常好的補氣斂肺、祛痰止咳、補腎澀精之功。

牛膝

・牛膝味甘，具有活血通經、補肝腎、強筋骨、利水通淋、引血下行之功，可治肝陽眩暈、腰膝酸軟、筋骨無力、小便不利、牙齦腫痛等症。

・牛膝有懷牛膝、川牛膝之分，二者功效相似，但懷牛膝偏於補肝腎、強筋骨，川牛膝偏於活血袪瘀。還有一種土牛膝，性味、功效和牛膝相似，長於清熱利咽、活血通淋，適應證：咽喉腫痛、白喉、口舌生瘡、癰腫丹毒等症。

・但是要注意，有中氣下陷、脾虛泄瀉、月經過多等症狀者和孕婦忌服。

杜仲

- 杜仲為中醫傳統藥材，味甘，性溫，歸肝經和腎經。《本草綱目》說杜仲：「能入肝，補中益精氣，堅筋骨，強志，治腎虛腰痛，久服，輕身耐老。」由此也能看出杜仲能補肝腎、強筋骨。
- 杜仲除了補腎虛，還可治療高血壓，因此對於腎虛型高血壓患者，只要肝腎功能健康，血壓就會降下去。

益智仁

- 益智仁氣味辛熱，可燥脾溫胃，斂脾氣逆，藏納歸源，因此得名補命之劑。益智仁可溫脾、暖腎、固氣。
- 更年期的女性，喝益智仁粥能治癒更年期綜合症，具體做法：取益智仁五克、糯米五十克、少量細鹽。將益智仁研成細末，之後用糯米熬粥，調入益智仁末，加少量細鹽，熬煮至粥黏稠即可關火，當早、晚餐服用。
- 但是要注意，陰虛火旺者不宜服用。

固腎澀精中藥材

固腎澀精，為中醫固澀法，運用具有收澀之功的藥物去治療腎虛不固引發的遺精、滑泄病症。以下為大家介紹一些具有固腎澀精之功的藥物。

藥材	特性&保健
沙苑子	．沙苑子為豆科草本植物扁莖黃芪成熟的種子，性溫、味甘，能歸肝經和腎經，有補肝、益腎、明目、固精等功效。《本草綱目》記載沙苑子能治療腰痛、泄精。《本經逢原》提到沙苑子「為泄精虛勞要藥，最能固精」。 ．沙苑子可益精，但不會亂陽，補陽而不亂身，入腎能固腎澀精，入肝可養肝明目，所以，此藥常用在肝腎虛損引發的腰痛、小便失禁或淋漓不盡、遺尿、遺精、早洩、眼花等。 ．喜歡喝酒的朋友，可以取沙苑子三十克，韭菜籽十克，杜仲十五克，白酒五百克泡酒，每天飲用一小杯，能治療陽痿、腰痛、小便餘瀝不盡。
芡實	．芡實為睡蓮科水生草本植物的種子，從古代開始就被視為青春永駐、預防衰老的良藥。芡實性平，味甘澀，有固腎澀精、補脾止泄之功。《本草綱目》說芡實可「益腎，治遺精」。 ．芡實為滋養強壯的食物，與蓮子有些相似，但是其收斂固精之功比蓮子強，可將其熬煮成粥食用，也可將其研成末或煎湯服用，非常適合慢性泄瀉、尿頻、夢遺滑精、女性帶多腰酸等。芡實經常和蓮子配伍。在古代，很多治療遺精早洩的名方都用到了芡實，如玉鎖丹、水陸二仙丹等。 ．正常人或本就容易唇紅、口渴等體質偏熱者，根本不需要通過芡實暖脾固腎，此時如若用芡實，只會讓身體狀態變得更差。

龍骨

・龍骨即古代哺乳動物，如象類、犀牛類、三趾馬等骨骼化石，性味乾澀而平，能入心經、肝經、腎經，有鎮靜安神、斂汗固精、止血澀腸、生肌斂瘡之功。可治療夜臥盜汗、夢遺、滑精、腸風下血、吐衄血、崩帶、瀉痢等。

・外用能斂瘡口，如治療小兒臍瘡，可以將煅龍骨研成細末，敷到瘡口上就能治癒。內服可煎湯或入丸散。

・龍骨質重、性降，善於潛陽、鎮靜安神，能治療陰虛陽亢之症，每次服用十五～三十克，應先煎，注意固澀時最好選擇煅龍骨。

金櫻子（糖罐子、山石榴）

・其果實酸甜可口，可熬糖，也可釀酒，能澀精止遺精。金櫻子味酸、甘、澀，性平，可以歸腎經、膀胱經、大腸經，在古代，很多治療遺精的名方中都添加了金櫻子。

・用金櫻子、粳米一同熬粥，也有非常好的收澀、固精、止瀉之功，要注意，煮粥前應當將金櫻子先放入砂鍋煎二十分鐘，過濾取汁，再放入粳米，加入適量清水熬粥即可。感冒或發熱者不宜食用。

牡蠣

・牡蠣味鹹、澀，性微寒，可歸肝經、心經和腎經。

・質重鎮降，散收均可，能平肝潛陽、鎮靜安神、軟堅散結、收斂固澀，多用在表虛不固引發的自汗、盜汗以及精關不固導致的遺精滑泄，脾虛導致的崩漏帶下。使用時應注意最大劑量不能超過六十克，宜打碎後煎煮。

・蠣黃湯為滋陰補血之名方，具體做法：取新鮮牡蠣二百五十克，豬瘦肉一百克切薄片，拌入少量澱粉，放到沸水中煮熟即可，加少許鹽調味，喝湯吃肉。能治療久病陰血虧虛、婦女崩漏失血、體虛食少、營養不良等。

桑螵蛸

- 桑螵蛸為螳螂科大刀螂或小刀螂等的卵鞘，其味甘、鹹，性平，歸肝經和腎經。既能補益，又可收澀，是補腎助陽、固精縮尿的良藥。腎虛陽衰、腎氣失固導致的遺精滑精、遺尿、尿頻者都可服用。
- 將等份桑螵蛸（炙）同白龍骨一起研成細末，空腹用淡鹽水送服，能治療遺精白濁、盜汗虛勞。《徐氏胎產方》就記載一個方劑：取桑螵蛸（炙）二十五克，龍骨五十克，研磨成末後用米湯送服，能治療產後遺尿。

蓮子

- 蓮子既可日常食用，也可入藥，物美價廉，有養生、抗病之功，很多人都喜歡吃。蓮子性平，味甘澀，能入心經、脾經和腎經，可養心、益腎、補脾、固澀，體虛遺精早洩的人可食用，特別是心腎不交而遺精的人，食用後效果更好。
- 清心蓮子飲、瑞蓮丸能治療心腎不交導致的遺精；蓮肉散是治療夢遺泄精的名方。將蓮子研磨成粉，製成糕點，或是同粳米熬粥服食，都能起到非常好的滋補脾腎之功。
- 可以直接購買去芯蓮子，沒有苦味。選購時，應挑選個大、飽滿、無皺、整齊者；變黃發黴的蓮子不宜食用。此外，大便乾燥者、腹部脹滿者均不宜食用蓮子。

清瀉腎火中藥材

陰虛火旺屬虛火，多是因為精虧血少，陰液大傷，陽虛陽亢，進而生出虛熱虛火而致。通常情況下，陰虛火旺型腎虛主要表現出潮熱盜汗、心煩、失眠，男子早洩、遺精，女子閉經或經少，骨蒸發熱、腰膝酸軟、耳鳴等。以下為陰虛火旺型腎虛患者，介紹幾種常見的傾瀉腎火藥。

藥材	特性&保健
牡丹皮	．牡丹皮即為牡丹乾燥之根皮，其性涼，味苦、辛，有清熱、涼血、和血、清瘀之功，適合各種血熱證和熱毒證、瘀血證，擅長瀉陰中之火，可治肝腎陰虛地熱、無汗骨蒸。《本草經疏》提到：「味苦而微辛，其氣寒而無毒，辛以散結聚，苦寒除血熱，入血分，涼血熱之要藥也。」 ．牡丹皮有清血、活血之功，能涼血散瘀，若和生地黃搭配，可使熱退而陰回，腎虛內熱者服用效果更佳，同山梔配合，可清肝泄熱；同赤芍、桃仁配合，可活血散瘀；同側柏葉、鮮茅根配合，能夠涼血止血。牡丹皮能清血實熱，還可治療陰虛發熱，清血分實熱，常和鮮生地、赤芍等同用；治虛熱，通常和大生地、知母、青蒿、鱉甲等同用；治療血熱妄行，同鮮茅根、側柏葉、山梔配伍。 ．經閉、損傷等都會出現氣血瘀滯，因為絡道瘀阻，出現疼痛，牡丹皮可活血散瘀，讓瘀滯散去，暢通氣血，緩解疼痛，常與當歸、赤芍、桃仁、紅花等同用。要注意，脾胃虛寒泄瀉者不宜使用。

地骨皮

・地骨皮即枸杞根皮，味甘、微苦，性寒，歸肺經、肝經、腎經，藥性平和，潤而不滯，用於清熱除蒸、瀉腎火、育真陰、清退虛熱但不傷元陽，陰虛發熱、虛勞骨蒸者皆可服用。

・地骨皮可治療骨蒸肌熱，解除虛熱煩躁，生津液。陰虛燥熱者可取地骨皮五十克，防風五十克，甘草二十五克，一同煎汁後去渣，溫服。

・喝地骨皮水能明顯抑制高血糖，而不引發低血糖。地骨皮為降血糖之佳品，因此只適合控制高血糖，不宜將其當成治療糖尿病的藥物。要注意，表證未解的患者不宜服用，防止引邪入裡。

玄參

・玄參味甘、鹹、微苦，性寒，可歸肺經、胃經、腎經，有清熱涼血、瀉火解毒、滋陰潤燥之功，還能壯腎水，進而抑制虛火，清上徹下，是清熱養陰、涼血解毒的佳品，虛熱、實熱都可用此藥。

・用玄參和綠茶泡水可滋陰降火、除煩解毒，適應證：煩渴、便祕、咽喉腫痛、皮膚炎等。此茶能滋陰養血，常飲對健康有益。

・將玄參、天門冬、麥門冬各三十克，研磨成末後加適量蜂蜜調和成小藥丸，含在口中可滋陰降火，治療陰虛火旺引發的口舌生瘡效果非常好。

・治療咽喉腫痛、白喉屬熱毒者，可與連翹、黃芩、生地黃、麥冬同用；陰虛者，可配合生地黃、麥冬、貝母同用；風熱者，可配合牛蒡子、桔梗、薄荷同用。治療癰瘡腫毒時，可同金銀花、紫花地丁、連翹等同用。治療脫疽時，可同金銀花、當歸、甘草配合使用；治療痰火結核、瘰癧時，可同牡蠣、貝母同用。

- 在清瀉腎火的中藥裡，玄參和生地黃功效相似，都可清熱涼血、養陰生津，但玄參瀉火解毒功效較強，多用在咽喉腫痛、痰火瘰癧等症。生地黃清熱涼血力度較大，多用在血熱出血、內熱消渴等症。要注意，玄參性寒、滋膩，所以脾胃虛寒、食少便溏者應避免服用。

生地黃（乾地黃）

- 味甘、苦，性寒，可入心經、肝經和腎經，有清熱、生津、滋陰、養血之功，既祛邪，又可扶正氣。《飲膳正要》提到生地黃可：「補精髓，壯筋骨，和血氣，延年益壽。」凡是血分有熱及諸髒津傷陰不足的女性，都可服用生地黃。
- 很多方劑中都添加了生地黃，如清營湯，能治療高熱、口渴、舌紅絳等溫熱病；六味地黃丸，能治療陰虛火旺引發的口乾口渴、頭暈目眩。
- 腎虛型骨質疏鬆的女性可吃些生地黃雞，具體做法：取烏骨雞一隻、生地黃二百五十克，麥芽糖一百五十克。將雞清理乾淨，生地黃洗淨後切成細條，把生地黃、麥芽糖混合，塞到雞腹中，用棉線紮緊，將雞放進瓷鍋開小火燉熟即可。喝湯吃肉，有添精補髓、益腎滋陰之功。

知母

- 知母味苦、甘，性寒，歸肺經、胃經、腎經，能清熱瀉火、生津潤燥。適應證：外感熱病、高熱煩渴、肺熱燥咳、骨蒸潮熱、內熱消渴、腸燥便祕。
- 出現陰虛火旺、骨蒸潮熱、盜汗、心煩等症，可與黃柏同用，配合養陰藥，能加強滋陰降火之功。但是要注意脾胃虛寒、大便溏瀉者不宜服用。

鱉甲

· 鱉甲味鹹，性微寒，可歸肝經、腎經，能滋陰潛陽、軟堅散結、退熱除蒸。

· 適應證：陰虛發熱、勞熱骨蒸、虛風內動、經閉、久瘧等。但是注意，脾胃虛寒者慎用。

· 鱉甲丹參飲，即用鱉甲、丹參各十五克，金錢草三十克，大棗十個，一同煎汁。此方劑中，鱉甲可軟堅散結，丹參可活血化瘀，金錢草可清熱利濕，大棗可補脾養血，適合慢性病毒性肝炎、脅肋脹痛、肝大等患者服用。

龜甲

· 龜甲味甘，性微寒，可歸肝經、腎經和心經，有滋陰抑陽、益腎健骨、固經止血、養血補心之功，多用在肝腎陰虛、肝陽上亢、真陰虧耗、虛風內動、骨蒸潮熱等症。

· 取龜甲、生地、熟地各十五克，白薇、地骨皮各十克，煎汁。生地黃和熟地黃可滋養肝腎之陰，龜甲可滋陰抑陽，白薇、地骨皮可清虛熱，非常適合陰虛發熱、潮熱骨蒸、盜汗的女性服用。

黃檗

· 黃檗性寒，味苦，歸腎經、膀胱經和大腸經，有清熱燥濕、瀉火解毒、退熱除蒸之功。用來清熱燥濕解毒時應生用；瀉火除蒸退熱時用鹽水炙用；止血時炒炭用。

· 取丹參三十克，黃檗十克，白酒五百克，丹參、黃檗泡到白酒裡，一星期後服用，每天服二十～三十毫升，每天喝二～三次，能清熱涼血活血。

· 取黃檗十克，綠豆二百五十克，少量白糖，黃檗煎汁後去渣，倒入綠豆湯熬至熟爛，加入白糖，涼服。有清利濕熱、瀉火解毒之功。但是要注意，黃檗為苦寒之品，易損傷胃氣，脾胃虛寒的女性朋友忌用。

調補精氣用蟲草

冬蟲夏草，是十分名貴的中草藥，其藥用價值足以和人參、鹿茸等相媲美。中國傳統醫學認為，服食冬蟲夏草能調節人體各項機能，增強免疫能力。《本草從新》記載它有「甘平保肺，益腎，補精髓，止血化痰，已嘮咳，止膈症皆良」的功效。而現代醫學經過對蟲草的研究，也肯定其神奇功效。

冬蟲夏草的藥性溫和，味甘，能滋補肺腎，且是唯一能同時調補陰陽的中藥。它具有滋補氣血，調補精氣，止咳化痰等功效，長期服食對治療痰多咳嗽、陽痿、腰膝酸軟、病後身體虛弱等症狀有良好的輔助。四季都能服食，體弱、多病、老人、青少年也都能服食以調補身體。是一味不可多得的中藥。

當然，也不是任何病患都能服食的。對於患有肝、腎疾病的患者，陽痿、心悸、失眠、血管硬化、呼吸困難、免疫力過低、身體虛弱或正處於亞健康狀態的朋友，冬蟲夏草能有效滋補身體、補充營養。但孕婦、腦出血、感冒的朋友應忌服。

購買時，應選取高海拔地區所生產的，因為海拔越高，冬蟲夏草的品質越好，且一定要到有保障的地方購買。購買時，要仔細辨別幾點，以免上當受騙：

❶ 首先，要看它的顏色，蟲草的下部，顏色多為深黃或淡棕色，而上部分和乾枯的樹枝顏色相差不大，顏色較深。

❷ 其次，可以將蟲草掰開，正品的蟲草在掰開後會看到很明顯的紋路。

❸ 可以聞一下蟲草的氣味，正品的蟲草會有淡淡的腥臊味和菌類的香味。

選購時，可以根據以上三點初步判斷蟲草的好壞。選購好後，與食材相搭配，做成藥膳服用。具體做法：

食材	食譜	效果
羊肉一百克、十克蟲草、十克炮天雄、十克肉蓯蓉	1. 羊肉用開水煮五分鐘。 2. 取出後洗淨放入燉鍋中，再放入其他配料，加水一起燉三個小時。再根據口味加食鹽調味，取出後即可食用。	總感覺頭腦昏沉、眼花的朋友，可以將羊肉和蟲草一起燉。

材料	做法	功效
蟲草、鵪鶉八隻、雞湯三百克、蔥、薑、鹽適量	1. 將鵪鶉處理乾淨後，在每隻鵪鶉腹中放兩條蟲草，捆好，以免在燉的過程中，腹內的蟲草跑出來。 2. 放入碗中，放入蒸籠蒸四十分鐘，即可食用。	女性可以調補氣血，補腎益肺。
等量人參、冬蟲夏草、白酒	浸泡一段時間，即可飲用。	每次喝一小杯，對於治療陽痿、腎虛等症狀有良好的功效。

服食蟲草，應每天在三～九克，並堅持服用三～六個月，身體才能有所改善。

服食冬蟲夏草期間，應多吃新鮮蔬菜和水果，忌辛辣刺激，同時要積極運動，增強自身免疫力。同時，要保證充足睡眠，避免熬夜和過度勞累。保持良好心態，讓自己身心愉悅，相信您一定會越來越健康。

延年益壽何首烏

何首烏，是多年生的草質藤本植物。根細長，末端塊根肥厚，表面呈紅褐色或深褐色，多生長於海拔二千～三千公尺的山谷灌木叢、山坡林間或懸崖溝壑邊。喜歡日照，怕澇，所以土壤需具有良好的排水性。在中國四川、雲南、貴州、甘肅等地區都能看到。

在古代神話中，人們認為服食上了年份的何首烏，能使人白日飛升。歷史上也有帝王服用何首烏後長壽的記錄，雖說無從考證，但也能看出人們對其藥用價值的肯定。

何首烏苦中帶甜，略有點澀，藥性微溫，可調補肝腎等臟腑，調養氣血、滋養陰液、潤腸通便、調理身體等。對於治療腰膝痠痛、精神渙散、心悸、氣血虛損、頭暈目眩、鬚髮早白、便祕、大便乾燥等症狀有良好功效。何首烏還含有人體所需的微量元素鋅，缺鋅者長期食用能健腦、改善大腦昏沉等症狀，且延年益壽。

該如何選購呢？

❶ 何首烏多為紡錘形或團塊狀，略彎曲，長度為五～十五公分，表面凹凸不平，顏色多為紅棕色或深褐色，有不規則的縱溝和周密細緻的皺紋，並有橫長的裂紋狀突起及細根痕。質地堅硬，不易折斷，截面呈淡黃棕色或淡紅棕色。

❷味道略苦而甘澀。選購時，應挑選質地堅實、澱粉含量高、分量重的何首烏。

選購時，若無法辨別何首烏的好壞，千萬不要隨意購買，如果確實需要服食，可以去正規中藥店，購買一件炮製好的首烏，切不可貪圖便宜，因小失大。

高血壓、高血脂、腎虛、頭暈無神、氣血虛弱、腰膝酸軟、冠心病和糖尿病的患者可以服食。平日大便不成形、脾胃虛弱的患者切忌服食。若要烹煮何首烏，千萬不要使用鐵質物品，應以陶制器具為首選。服食何首烏時，不宜服食豬肉、羊肉、蘿蔔、蔥、蒜等食材，以免影響藥效。

可以用何首烏配合常見食材或藥材做成藥膳服食，調補身體。

備料	食譜	效果
中藥制何首烏二十五克、地黃塊根二十五克	用開水泡著喝。	調補肝腎、滋養精血，改善肝腎虛弱、精血不足、頭暈耳鳴、鬚髮早白等症狀。
豬肝二百五十克（有補肝臟、調氣血功效）、中藥制何首烏十五克（有補肝腎、滋精養血功效）	1. 將何首烏用水煎後取汁備用。 2. 豬肝切薄片，用何首烏汁、黃豆粉和食鹽調味，將豬肝下鍋炒至發白。 3. 放入薑、菠菜，加入用烏汁、澱粉、醬油、醋等調料調和的芡汁勾芡。炒熟即可服用。	經常頭昏、氣血虛弱、身體乏力、沒有精神的朋友，長期服食能有效改善。

的。

另外，還可和黑豆一起烹煮，相傳武則天就是服食黑豆和何首烏一起配置的仙藥長壽的。

食材	食譜	效果
何首烏十五克、枸杞子三十克、黑豆二百五十克	1. 將何首烏與枸杞子一起用水煎煮，然後去汁。 2. 加入全部黑豆，並加入適量的水，煮到黑豆熟透，鍋內沒有湯汁為止。	長期服用對於動脈血管硬化、血脂高、腎虛等症狀有良好的功效，且延緩衰老，延長壽命。早晚服用黑豆，每次十克，能降血糖、血脂，滋補肝腎。

強健肝腎用杜仲

杜仲，又稱膠木，雙子葉植物的乾燥樹皮，是一味名貴中藥材，多生長在山林或為人工栽培。耐寒冷，喜歡在陽光充沛、氣候溫和濕潤的地方生長。對土壤的要求不高，適合多地種植，遍佈中國河南、雲南、甘肅、湖南等地，尤其張家界更是全世界最大的野生杜仲生長地。

杜仲味道微辣，藥性溫和，主要調補肝、腎等臟腑經絡，能滋補肝腎、強筋壯骨、安胎養神，有輔助治療腰膝痠痛、高血壓，孕期出現的腰腹痠痛、胎盤不穩等症狀的功效。在古代還有常食杜仲能延緩衰老之說。採集杜仲多在四～六月，選擇陰天或多雲的天氣採摘。採摘時，應選擇生長週期在十五年以上的杜仲樹。按照要求剝下老皮，用水洗淨，晾乾，放到通風乾燥的地方保存。

杜仲含有不易被消化的杜仲膠。如果直接服用，無法把杜仲膠清除掉。因此服食時，一般是把杜仲皮搭配食材或熬湯或炒菜，目的是讓杜仲膠有效分離，使人體能更好吸收藥效。

中老年人可以多食補充腎氣。腰膝酸軟、腿腳無力者也可以服食緩解症狀。孕婦服食可以安胎養神。且杜仲同樣適用於輔助治療體質虛弱、免疫力低下、腎虛、高血壓等症狀。至於陰虛火旺的朋友，切忌服食，以免造成不良影響。

以下介紹幾個食療藥膳。喜歡喝湯的朋友，可以將杜仲和烏仔雞一起烹煮，能滋補肝腎、強壯筋骨、降血壓。

食材	食譜	效果
烏仔雞、杜仲三十克	1. 烏仔雞處理乾淨，在其腹內塞入杜仲，放到鍋內，加適量清水，放在火上一起煮。 2. 根據個人口味，加入料酒、鹽、桂皮、八角等調料調味。水開後火調小，待雞肉燉爛即可。	能滋補肝腎、強壯筋骨、降血壓。

陽痿、腎虛、高血壓、腰膝痠痛的患者，可以把杜仲和豬腰子一起炒著吃。

食材	食譜	效果
豬腰子、杜仲、蔥薑蒜等配料	1. 豬腰子洗淨，處理好後切成腰花。 2. 杜仲用水煎煮，取濃汁五十毫升。 3. 將蔥薑蒜等配料準備好，鍋內加油，待油燒到七成熱時，放入配料、腰花和藥汁，迅速翻炒，炒好後即可。	滋補肝腎、強筋壯骨、降血壓。

冬瓜三百克、杜仲二十五克	1. 冬瓜切小塊。 2. 與鹽水炒焦後的杜仲一起放到鍋內，加適量水，放入蔥、薑、鹽等調料調味，用小火煮半小時，取出後食用。	
杜仲、人參	杜仲、人參搗碎後，放在酒裡浸泡，五天後，就可飲用。	長喝此酒，能緩解腰膝痠軟、肝虛腎損、氣血不足等症狀。

生精補髓選鹿茸

鹿茸，是指雄鹿的嫩角，是名貴中藥材。在李時珍所著《本草綱目》中記載它有「生精補髓，養血益陽，強健筋骨，治一切虛損、耳聾、母暗、眩暈、虛痢」的功效。在古代傳說中，也認為服食鹿茸能調補身體，延年益壽。鹿茸藥性溫和，味甘且鹹，主要調補肝腎等經絡臟腑，有補腎壯陽、強筋壯骨、補精充髓的功效。常用於治療腎虛、不孕、陽痿、腰膝痠軟、怕寒、頭暈、耳鳴耳聾、精神疲憊等症。

由於價格不菲，有一些不法商人就想方設法以壞充好，以假充真，該如何選購好的鹿茸，避免受騙呢？辨別鹿茸的好壞，要從它的質地、色澤和氣味等方面判斷。

❶真的鹿茸品質較輕，質地堅硬且易碎，略帶腥味，味鹹。

❷通常會有一到兩個分叉，外表皮為紅棕色，比較光滑潤澤，表面長滿紅黃或棕黃色的細絨毛，皮茸緊貼，不能輕鬆剝開。

❸絨毛細且柔軟、質地細嫩、頂端豐滿、表皮呈紅棕色的為上品鹿茸。而品質較重、絨毛粗糙、茸體細的為次品。

❹鹿茸片的大小為直徑三公分左右，截面呈蜂窩狀，毛孔細嫩者為上品。

❺假的鹿茸或鹿茸片，氣味較淡，在水中溶解後呈混濁狀，且質地堅韌，不易被切斷。

選購時應仔細辨別，千萬不能因為貪圖便宜，而在地攤或兜售的人購買，以免上當。

對於中老年人，體質虛弱者可服用鹿茸調補氣血，強壯筋骨。怕冷怕寒者，也可服用鹿茸滋補身體。性功能下降、輕度陽痿者，也可服用鹿茸治療。鹿茸同樣適用於過度疲勞的人群，能增強免疫能力，補充精血。高血壓患者、經常流鼻血的血熱症患者、陰虛患者則不宜服食。感冒時，也不宜服食鹿茸。服食鹿茸的過程中，可能會引起腸胃不適，因此，期間應少食辛辣或刺激性食物。且在服食期間應積極運動，要知道，藥物並不能根治疾病，只有積極鍛煉身體，再加上服食藥物調補，才能改善健康。

大家可以將鹿茸和一些食材搭配做成藥膳，通過服用藥膳調養身體。

食材	食譜	效用
鹿茸二十五克、雞	1. 將雞洗淨切塊，放入開水煮三分鐘，取出後用冷水洗淨。 2. 雞肉放入鍋內，加入鹿茸二十五克、開水適量，根據口味放食鹽調味，小火燉二～三小時，即可。	常喝此湯能溫補腎陽、滋補氣血。適用於月經不調、身體乏力、宮寒不孕、怕寒、營養不良的患者。
鹿茸、山藥	鹿茸切成薄片，搭以山藥，放入高度白酒中浸泡，過一段時間後可每天飲用。	常喝鹿茸酒，就等於長期服食鹿茸，可以補腎壯陽、滋補精血、強筋壯骨。有效治療陽痿、不孕、頭暈耳鳴、腰膝痠軟、乏力等病症。

益氣養陰用黃精

黃精，俗稱老虎薑、雞頭參，是多年生百合科植物滇黃精黃精或多花黃精的根莖，喜歡陰暗潮濕的環境。主要產地是河北、內蒙古、陝西等省。貴州、湖南等地則是多花黃精的主產地。滇黃精則主要生長在貴州、廣西、雲南等地區。其中，多花黃精的根莖又叫薑形黃精，為最佳黃精。

黃精藥性平和，味甜，主要調養脾肺腎等臟腑經絡，具有補腎、滋補調養脾肺、益氣養陰等功效。長期服用，對治療糖尿病、經常乏力、氣血虧損、腰膝痠軟、陽痿等病症有良好功效。但是，咳嗽痰多、脾氣虛損及中寒泄瀉者應切忌服食。以下介紹幾個處方：

備料	方法	效果
形黃精三十克、山楂片二十五克、制首烏十五克	用水煎煮。水開後，可直接飲用。	降血脂。

黃精、黨參、山藥、同雞	適量的黃精、黨參、山藥，同雞一起燉。	脾胃不好，經常感覺身體沒有力氣者長期服用，對輔助治療有良好的功效。
黃精三十克、粳米一百克	1.黃精三十克，用水煎煮好後，留下湯汁。 2.用湯汁煮一百克粳米。粥好後，根據個人的口味，加白糖調味。	長期服用，能補養氣血，治療脾胃虛弱、咳嗽等症狀。
黃精、桂圓、枸杞各十克、四個鴿子蛋	1.取黃精、桂圓、枸杞放在鍋內，加水同煮。 2.十五分鐘後，加入鴿子蛋，根據個人口味加入白糖調味，煮熟後即可。	長期服用能補腎、滋養陰液、益壽延年。
豬瘦肉二百克、薑形黃精五十克	1.豬瘦肉切成肉餡，薑形黃精切成小塊，一同放到鍋內加水煮。 2.可根據個人口味，放入蔥、薑、鹽等調料調味，煮熟後即可。	

也可以把黃精和食材一起烹調，用於日常飲食既方便，又能調補身體。可根據自身條件選擇以上的藥膳，長期服食。

補腎明睛決明子

決明子，又稱假綠豆、草決明、馬蹄子，是小決明或決明在秋天掉落的乾燥種子。多生長在高溫、濕潤的地方。田地周圍、道路兩側經常可見。在中國多生長在長江以南的省分。

決明子的味道略苦，藥性偏寒，主要調理肝、腎和大腸等臟腑經絡。在中醫上多用於治療便祕、頭昏目脹、畏光多淚等病症，具有補腎明睛、治療肝火旺盛、祛風除濕等功效。想減肥的朋友，服食決明子也能達到減肥的功效。

服食決明子也要注意一些事情。血壓低、脾胃虛寒、經常拉肚子者應忌服，以免造成不良影響。而經常感覺頭腦昏沉、眼乾澀、耳鳴耳聾、便祕的朋友，可以在醫生的囑咐下服食一些。

古代中醫多把決明子用在哪呢？由於腎虛導致經常頭暈目眩的處方為：把決明子、川芎、野生菊花、蔓荊子和整隻蠍子一起用水煎服。高血壓的處方為：將決明子放在鍋內炒至發黃，然後搗成粉末，加糖泡水喝。以上處方各藥用量，需要醫生根據病患具體情況而定，切忌自己隨意增減藥量。

介紹幾種用決明子做茶的方法：

備料	方法	效果
決明子、枸杞、菊花	1. 菊花茶中加入適量決明子和枸杞。決明子、枸杞、菊花的比例大概是一：二十：五。 2. 加入熱水浸泡十分鐘就可以喝了。	對輔助治療高血脂、肝火旺盛、高血壓等病症非常好。
決明子、綠茶	1. 把決明子放在鍋內翻炒。炒出香味即可取出，晾涼。 2. 將它同綠茶放在杯子裡，加水浸泡三分鐘，即可飲用。	常喝綠茶有降血壓、降血脂、通便、清肝火等功效。長期用眼者、體重過高的朋友，可按上述辦法多泡茶喝，有效緩解視疲勞，降低體重。
決明子、粳米	1. 將決明子和粳米按一：四的比例一起煮粥食用。 2. 決明子翻炒出香味後，取出晾涼，然後用水煎出汁，把煎好的湯汁倒入粳米中一同煮。 3. 快煮好時加入冰糖少許，再煮一分鐘，即可食用。	如果不喜歡喝茶，長期服用對於降低血壓、血脂、便祕有良好功效。

滋陰補腎找鎖陽

鎖陽，又稱不老藥，民間多叫它地毛球、鎖嚴子、鏽鐵棒。它對生長環境要求極高，多生長在沙漠戈壁中，氣溫則要求在零下二十度以下，主要分佈在寧夏、甘肅、內蒙古等內陸高原地區。由於符合條件的生長環境太稀少，導致產量不高，更加珍貴。古時，它多為皇家欽點貢品之一。

鎖陽藥性較溫和，能有效調理脾、腎等臟腑經絡。《本草綱目》記載：「大補陰氣，益精血，利大便。潤燥養筋，治痿弱。」現代醫學研究也表明，服食鎖陽對於提高人體免疫力，調節內分泌功能有良好功效。它也是中醫治療腎虛常用中藥之一，能有效調補人體的肝腎功能，養精血，治療由於氣血不足引起的不育不孕等。

中醫對病症有陰陽之分，服用鎖陽時有什麼禁忌呢？鎖陽能促進腎上腺素的分泌，加快人體的性成熟，所以青少年應忌食。而陽痿、免疫力低下，或長期操勞導致身體呈現亞健康狀態的朋友可適當多食。腎陽虛和腎陰虛的朋友，也可根據醫囑服用。

陽痿的朋友，可以選擇將鎖陽、黨參、山藥、覆盆子這幾味中藥一同煎服。年老體衰、氣血虛弱的朋友，則可把鎖陽和桑葚一起用水煎服。注意，中藥的用量是相當講究的，可到正規的中醫諮詢，根據自身情況，確定以上幾味藥的用量。

熬制中藥，相對來說麻煩一些，大家平時做飯時，可以把鎖陽和一些食材搭配做成藥膳，調補身體。北方人大多有喝粥的習慣，可取適量鎖陽裝在袋子中，同米同煮，待熟後將袋子取出，喝粥即可。此粥有滋補氣血、強筋壯骨、固本壯陽的功效。南方的朋友多有飯前喝湯的習慣，一定不能錯過鎖陽羊肉湯。具體做法：

食材	食譜	效果
羊肉一百五十克、香菇二十五克、鎖陽十五克	1.羊肉用開水燙過，切成肉末備用。 2.香菇切絲，加入鎖陽在鍋內煮，加入適量的薑、味精、鹽等調味。 3.用大火烹煮十分鐘，再用小火慢燉一小時，取出即可。	對於治療腎陽虛有良好功效。
白酒一千五百克、鎖陽五十克	1.一般一千五百克左右的高度白酒，可加入五十克的鎖陽。 2.密封好，一週後即可取出服用。	每次一小杯，能有效提高身體的免疫力，調節內分泌功能。

CHAPTER
6

食材養腎，會吃讓你生命更旺盛

養腎首選黑色食物

在中醫看來，顏色與人體的臟腑是相互對應的，紅色入心、青色入肝、黃色入脾、白色入肺、黑色入腎。通過食用不同顏色的食物，滋養與食物顏色相對應的臟腑。黑色食物對腎臟可以起到滋養作用，含有大量的微量元素和維生素，以下推薦五種養腎的黑色食物。

名稱	助益
黑芝麻	・黑芝麻性甘味平，入肝、腎、大腸經，可滋補肝腎、益精養血，緩解記憶力下降、掉髮、腰腿痠軟、頭暈症狀，還能防治便祕。《本草綱目》認為：「服至百日，能除一切痼疾。」有些人會有眼睛昏花、耳聾等症狀，很可能是腎精不足、肝腎虛弱。可吃些黑芝麻緩解。 ・食用方法：準備一些黑芝麻翻炒至熟，磨成粉末，分別在早上和睡前半小時用水沖調二十克服用。 ・挑選黑芝麻時，要選擇顆粒飽滿的。淘洗時，需將黑芝麻泡在水中，沉在水底的就是顆粒飽滿的，浮在水面上的倒掉即可。

黑豆

- 黑豆性甘味平，可以補腎活血、解毒養顏，對腎虛患者非常有益。黑豆中含有大量核黃素、黑色素，可以延緩衰老、美顏潤膚。
- 老年人腎虛耳聾、小兒夜尿，可取適量豬肉和黑豆同煮，比例為五：一。
- 需要注意一點，最好不要生吃黑豆，特別是胃腸功能不好的人，容易脹氣。

黑米

- 黑米既可當做食物，又可做藥材。開胃益中、滑澀補精、健脾益肝、活血等作用，非常適合產後體虛、病後體虛、腎虛的人食用。經常食用可以延長壽命。所以又被稱為「長壽米」。
- 食用黑米最好將其煮成粥。煮粥前，先浸泡在水中一會兒，更容易使黑米變軟。
- 需要注意，黑米粥一定要煮爛，重要營養物質才能溶在水中，且人進食後，不容易出現急性腸胃炎。

黑棗

- 黑棗性溫味甘，有健脾、益氣、寧神、補血、助陰等功效。《藥品化義》介紹黑棗：「入肝走腎，主治虛勞，善滋二便。凡補肝腎藥中，如滋陰降火湯、茯苓補心湯、產後芎歸調血飲、保胎丸、養榮丸，俱宜為佐使，因性味甘溫，尤能扶脾養胃。」
- 為肝腎不足者推薦一款美食：準備二十五枚黑棗、一或二根羊脛骨、十五克蓮子，適量糯米。
- 將黑棗洗淨去核，羊脛骨敲碎，與淘洗好的糯米一同放入砂鍋中煮，煮至成粥時，放入調味料即可食用。此粥應在一天內分幾次用完。

黑木耳

- 黑木耳營養價值很高，不僅是食物，還是藥物。《本草綱目》說：「木耳性甘平，主治益氣不饑等，有清肺益氣、活血益胃、潤燥滋補強身之效。對崩中漏下、痔瘡出血、久病體虛等症最為適宜。」
- 長期食用，可避免血小板凝聚，減少血液中的膽固醇，對冠心病、心腦血管疾病等患者十分有益，還能抵抗癌症。此外，黑木耳含有豐富膠質，能促使消化系統中的灰塵垃圾物質匯集，排出體外。
- 挑選時可以拿起來掂量，以品質輕為宜。最好沒有僵塊卷耳，放在鼻前，有股清新的香氣。

黃鱔益氣驅腎寒

黃鱔的別名為鱔魚、長魚，刺少肉多，味道鮮美，是其他淡水魚所不能比擬的。黃鱔可以作為食物，也可以作為滋補品。據說古時候的大力士，就是因為長期吃鱔魚才擁有無窮的力量。舊時，將行走江湖的人統一叫做賣大力丸的。翻看《本經逢原》果真可以看到「大力丸」的配方，黃鱔就是其中一種藥物。

《本草綱目》中，黃鱔性溫味甘，入肝、脾、腎經，可以補中益氣、強健肝腎、強精止血、養血固脫，對於有身體濕熱、虛勞咳嗽、耳聾等症狀的人而言，是非常不錯的選擇。此外，黃鱔補益的效果非常顯著，病後體虛和產後的人可以適當吃一些。

黃鱔全身都是「藥材」，比如，黃鱔的頭煅灰，在不吃任何食物的情況下，用溫酒送服，對女性乳核疼痛有較好的功效。將黃鱔的血液滴入耳中，對慢性化膿性中耳炎有很好的療效滴入鼻中，可治療鼻出血。外用時，還可以起到治療口眼歪斜的作用。將其骨放入藥中熬制，可以治療臁瘡。

青魚補腎又補腦

青魚（烏溜）是常見魚類，歸脾經、胃經，有益氣、補虛、健脾、養胃、養腎之功，還可補中安腎、益心力、養腦、補腎。男性常吃可以養腎補精。

坎水食物是非常好的補腎食材，五行中，腎為水臟，坎水食物和腎相對應，能補腎。青魚常年在水中生活，屬於坎水食物，因此通過食用青魚補腎是無爭議的。腎主骨生髓通於腦，腎藏精，精生髓，所以腎功能的好壞會影響到腦功能。而青魚具有補腎養腎、健腦益智之功。《食經》記載青魚可「補中安腎」「益心力」，與上述內容不謀而合。

從現代營養學的角度，青魚富含微量元素鋅，成人每天對鋅的需求量是十二～十六克，鋅為酶蛋白的重要組成成分，性腺、胰腺、垂體都和鋅有密切關係，人體中鋅含量僅占十萬分之三，一旦鋅元素不足，嗅覺就會衰退，精神萎靡，智商下降，吃青魚補鋅可改善或預防上述症狀。

青魚肉質鮮美，蛋白質含量超過很多陸地動物，為淡水魚中的上品。冬季青魚更是肥美。每星期最少吃一次魚肉，對大腦有非常好的補益之功。腎虛、壓力過大、記憶力減退的人，每個星期吃上幾次是非常好的。此外，脾胃虛弱、氣血不足、營養缺乏的人也應食用。

一般人都可吃青魚，但是要注意脾胃蘊熱、瘙癢性皮膚病、內熱、蕁麻疹、癬病者要忌食青魚。此外，青魚不能和李子同食，也不可用牛、羊油來烹飪；不能和芥末、蒼術、白術一同食用。了解這些注意事項，才可將青魚的養生保健功效發揮至極致。以下就介紹幾種青魚的烹調方法。

	火夾糟青魚	紅燒青魚
食材	青魚、香糟、黃酒、鹽、蔥段、薑絲、味精、豬油	濕澱粉、生薑、蒜瓣、小米椒、香蔥、鹽、料酒、醬油、玉米油
食譜	1. 青魚清理乾淨，切成兩片，留中間一段，正面用小刀斜切幾條斜縫，每條縫都不可以劃穿，抹好鹽醃半個小時。 2. 取一個乾淨容器，放入香糟、黃酒，攪拌均勻後再放入青魚醃三小時，使青魚充分入味。再取出放到冷水中稍洗一下後放到長盤中。 3. 放入蔥、薑、鹽、味精後放進蒸籠蒸一刻鐘左右，挑去上面的蔥、薑，澆上熱豬油即可。	1. 青魚處理乾淨，瀝乾水分，在魚身切花刀。生薑洗淨切絲，小米椒洗淨切碎，香蔥洗淨切碎。 2. 熱鍋，油熱後放入青魚，煎至兩面金黃後盛出。 3. 鍋中留少許底油，放入生薑、蒜末、小米椒爆香，放入煎好的魚烹入料酒。調入適量鹽、醬油、水，開大火燒沸，之後轉小火繼續煮一刻鐘，撈出。 4. 在魚湯鍋裡倒入少量澱粉勾薄芡，之後把芡汁澆在青魚上，撒上一層蔥花即可。
效果	養腎、益氣、補虛、健脾、補腦。	補中安腎、益心力、補虛、益大腦。

泥鰍益腎防不舉

泥鰍是常見魚類，小時候，離家不遠的地方有個河道，河水不深，我常和一群小朋友到河道裡抓泥鰍。可泥鰍並不好抓，光溜溜的，明明抓在手中，一不小心又讓它溜走了。雖然不好抓，烹調出的味道卻很鮮美。

現在能買到的泥鰍大多為人工飼養，口感不如從前，價格卻越來越高，因為很多人都認識到泥鰍的養生功效。泥鰍為滋補保健佳品，身體不好、需要補益者可適當吃些泥鰍。很多中醫師在諸多著作裡都詳細介紹了泥鰍的養生功效。

泥鰍味甘，性平，歸脾經、肝經、腎經，有補中益氣、除濕退熱、益腎、止虛汗之功。適合腎虛、陽事不舉、熱病口渴、消渴、病毒性肝炎等患者食用。《滇南本草》提到泥鰍：「煮食……通血脈而大補陰分。」因此，腎陰虛患者食用泥鰍對於健康非常好。

一般人都能食用，尤其身體虛弱、營養不良、年老、心血管疾病、癌症、放化療、急慢性肝炎、黃疸、痔瘡、皮膚疥癬瘙癢、陽痿……等患者。但是陰虛火旺者應適量食用。此外，泥鰍、螃蟹、毛蟹與泥鰍相克，不能同食。

泥鰍的烹調方法有很多，燒、烤、炸、煎、煮均可。以下介紹幾種常見的補腎菜肴。

	泥鰍燉豆腐	青筍燒泥鰍
食材	泥鰍、豆腐、蔥、薑、蒜、香油、鹽、油	泥鰍、青筍、植物油、花椒、豆瓣、蒜、薑、泡椒、鹽、老抽、料酒、味精
食譜	1. 泥鰍洗淨放入清水盆，倒幾滴香油，放在盆中吐一天沙，用鹽搓淨泥鰍表面黏液。取豆腐，洗淨切小塊；蔥、薑、蒜洗淨切末。 2. 將鍋置於火上，倒入適量油，油熱後放入蔥薑蒜爆香，再放入泥鰍，翻炒均勻。 3. 等到泥鰍煸熟後，加入適量清水，調入少許鹽，再加入少量薑末燉到沸。而後放入豆腐，開大火收汁，等汁濃縮得差不多，調入香油，撒上少許蔥花即可。	1. 將鍋置於火上，倒入適量植物油，油熱後轉小火，放入花椒烘出麻味後撈出。轉成大火繼續炸，倒入泥鰍，爆一會兒後轉成中火，爆乾水分至泥鰍為金黃色，起鍋。薑洗淨後切成末狀，蒜切成末狀。 2. 剩下的油裡加入適量豆瓣、蒜、薑末、泡椒炒香，倒入適量清水燒沸。加入適量鹽，同時倒入少量老抽上色，倒入泥鰍，燒一會兒加入料酒翻炒，繼續燒至入味。而後加入青筍，燒透，調入少許味精翻炒均勻即可。
效果	養補腎滋陰、利水、解毒，適合腎陰虛患者服用，特別是小便不利、陽事不舉者更宜食用。	益腎助陽、祛濕止瀉、暖胃、促眠、消除緊張、改善消化系統及肝臟功能、促進食欲等。

海帶滋陰利二便

海帶為常見的餐桌美食，價格低廉，營養豐富，CP值非常高。味道鮮美且有非常好的補益之功。特別是在補腎滋陰、通利二便方面。

海帶味鹹，性寒，可以入肝經、胃經和腎經，有補腎滋陰、壯陽之功。鹹入腎，鹹味食物或藥物容易作用到腎臟，鹹味適宜能夠養腎，鹹味海產品大都可補腎。但是提醒大家，過鹹會傷腎。海水性屬陰冷寒涼，海帶本身擁有較強的抗寒能力，氣本性寒，因此是滋陰、壯陽之佳品。此外，海帶呈黑褐色，黑色入腎，有補腎之功。

臨床上常用海帶消痰軟堅、泄熱利水、止咳平喘、祛脂降壓、散結抗癌，非常適合咳嗽、水腫、高血壓、冠心病、肥胖等患者食用，有利尿消脂、排毒之功，因此有益二便。此外，海帶歸肝經、胃經，可促進消化系統功能。海帶中纖維、食物膠質含量較高，可助排便、排毒，因此常吃海帶能補腎、通利水道、益二便。

海帶可涼拌，可做湯，也可下火鍋等，根據個人喜好而定。普通人都可食用海帶，特別是腎虛、缺碘、甲狀腺腫大、高血壓、高血脂、冠心病、糖尿病、動脈硬化、營養不良性貧血、頭髮稀疏等患者，更應多吃海帶。但是要注意，脾胃虛寒、碘過量型甲亢患者應忌食海帶。孕婦、乳母不能吃太多海帶。吃過海帶後不宜立刻飲茶，也不能立刻吃酸澀水果，因其鐵元素含量豐富，上述兩種食物會阻礙鐵的吸收。以下就介紹幾種海帶的烹調方法。

	食材	食譜	效果
海帶豆腐湯	凍豆腐、海帶結、蘑菇、薑、油、鹽	1. 擠乾凍豆腐水分，海帶結洗淨，蘑菇洗淨後撕成小片，薑洗淨後切片。 2. 將鍋置於火上，倒入適量油，油熱後放入凍豆腐煎一會兒至表面發黃。之後倒入適量清水，下海帶結和薑片，煮至水乾後，轉成小火繼續燉半小時。等到水煮至一半時倒入蘑菇一同煮，出鍋以前加入適量鹽調味即可。	補腎利尿、美容、減肥，非常適合腎陰虛、腎炎水腫患者食用。
黑豆海帶牛尾湯	牛尾、海帶、黑豆、桂圓、蔥、薑、味精、鹽、紹酒	1. 牛尾洗淨，放到涼水中煮沸焯水，去掉血末，撈出。海帶洗淨後切成菱形塊，黑豆提前半天放到清水中泡發。蔥洗淨切段；薑洗淨切片；桂圓去皮，包出桂圓肉。	美容養顏，促進胃腸蠕動，解毒利尿，祛風除熱，補腎，非常適合腎虛患者。

2. 將鍋置於火上，倒入適量清水，水沸後放入牛尾、蔥、薑，開鍋後撇掉上面的浮沫，加入紹酒，煮至出香味後放入黑豆繼續煮，煮一個半小時，放入切好的海帶塊。若海帶不乾淨可提前焯水，繼續略煮一會兒，加入桂圓肉，至豆爛、肉爛，加少許味精調味即可。

蠶蛹溫陽止消渴

蠶蛹性味甘平，可祛風、健脾、止消渴、鎮驚安神、益精助陽。蠶蛹歷史悠久，很多人都喜歡叩齒蠶蛹，它味道鮮美、營養豐富，實際上是上等的補腎中藥。

《本草綱目》提到蠶蛹：「為末飲服，治小兒疳瘦，長肌，退熱，除蛔蟲；煎汁飲，止消渴。」蠶蛹的蛋白質、脂肪油含量豐富，主要成分是不飽和脂肪酸、甘油醋及少量卵磷脂、甾醇、脂溶性維生素等，為高級營養補品。蠶蛹豐富的精氨酸能消除疲勞、增強性功能。此外，在治療慢性肝炎、心腦血管疾病、白細胞減少、營養不良等症時均有明顯療效。

蠶蛹與韭菜食用，不但能補養氣血、溫腎助陽，還能消除疲勞，適合高血脂、高血壓、動脈硬化、便祕患者食用。把蠶蛹、核桃仁、肉桂一同燉食，既可補益肝腎、健腦益智，還可溫肺潤腸、烏鬚黑髮。

很多人飲食比較挑剔，看到蠶蛹時可能有些反胃，更別說吃它了，即使療效再好也沒有用。所以不妨變換烹調方法改善視覺效應，或是讓他們協助烹調，過程中可以將其想像成其他食材，就不會覺得厭惡了。將蠶蛹放在沸水中燙一下，裝入塑膠袋放至冰箱冷藏，蠶蛹褐色的皮就會自行脫落，變成乳白色，烹調後完全看不出是蠶蛹肉。

但是要注意，蠶蛹雖營養豐富，擁有顯著的溫陽補腎之功，但不可一次大量食用，每次吃五～七個就可以了。此外，不新鮮、變色、有異味的蠶蛹不能食用，烹調前應徹底清洗蠶蛹，有過敏史的朋友儘量少吃或不吃蠶蛹，防止出現過敏。以下為幾道蠶蛹的溫陽補腎食譜。

	核桃燉蠶蛹	蠶蛹炒韭菜
食材	核桃肉一百五十克、蠶蛹八十克、肉桂三克	蠶蛹、韭菜、薑、鹽、味精
食譜	1. 肉桂洗淨，曬乾或烘乾，研成細末。 2. 蠶蛹洗淨，晾乾後略炒一下，同核桃仁放入大碗，倒入適量清水、肉桂末，攪拌均勻，隔水燉熟即可。	1. 韭菜、蠶蛹洗淨，瀝乾水分；韭菜洗淨切段；薑洗淨切末。 2. 炒鍋置於火上，倒入適量油，放入蠶蛹略炒，再放入韭菜段、薑末、精鹽、味精，翻炒均勻即可。
效果	隨意服食或早晚兩次服下，有補益肝腎、健腦益智、溫肺潤腸、烏鬚黑髮之功，非常適合精血不足而出現腰膝酸軟、夜尿增多、陽痿遺精、鬚髮早白、肺結核、咳嗽等症的患者食用。	補氣養血、溫腎助陽、消除疲勞。

鱔魚性溫驅腎寒

鱔魚，又名黃鱔、羅鱔、白鱔、蛇魚、血鱔等，刺少肉厚，味道鮮美，與淡水魚相比味道奇特，烹調得當，鮮美讓人回味無窮。此外，黃鱔還是滋補佳品，相傳古代大力士就是因為常吃鱔魚而力大無窮。

《本草綱目》提到鱔魚性溫、味甘，可入肝、脾、腎經，能補中益氣、養血固脱、溫陽益脾、滋補肝腎、祛風通絡。在古代，鱔魚常用來治療濕熱身癢、耳聾、虛勞咳嗽、腸風痔漏等症。因為有非常好的補益之功，因此適合身體虛弱、病後或產後女性食用。

鱔魚肉味甘，大溫，無毒，可補益血，治療唾液過多，補虛損。女性產後惡露淋漓不盡、消瘦、氣血失調等均可通過食用鱔魚改善。此外，食用鱔魚還可除腹中冷氣腸鳴、混痹氣、十二經風邪。患風惡氣、體虛出汗、食肉不消化、痔、瘺、瘡瘍等可通過食用鱔魚改善。但是注意，過量食用鱔魚容易誘發瘡瘍，損人壽命。大鱔魚有毒，對人體健康不利，而且鱔魚不能和狗肉同食。

鱔魚怎麼吃才最補腎呢？

食材	食譜	效果
鱔魚、適量瘦豬肉	1. 去掉鱔魚頭、內臟，洗淨切段。豬肉洗淨切塊，蔥洗淨切段，薑洗淨切片，大蒜包好備用。 2. 將鍋置於火上，倒入適量植物油，油溫燒至七八成熱放入蔥薑蒜爆香，再放入黃鱔翻炒，之後放豬肉，炒至變色後調入適量料酒、醬油、醋。倒入適量湯、八角、辣椒，翻炒均勻之後倒入適量清水，開大火燒沸，再轉成小火繼續燉一小時左右 3. 出鍋前加入適量鹽調味即可。	味道鮮美無腥味。每晚吃一小碗，連續一星期後停止，因為補得太過對身體無益。

食用時注意將鱔魚身上的黏液充分洗淨，以免腥味過重。黏液用清水是很難洗淨的，可以在清水裡加入適量小蘇打粉，或放到溫茶葉水裡泡一下，洗起來會容易得多。

女性朋友吃黃鱔能補血，治療經痛、腰痠、增加血色素、提亮膚色，但若天天吃很容易補大了，應當吃一個星期停一個星期。

此外還應注意，鱔魚與螃蟹一樣，死掉後體內會繁殖大量細菌，產生大量毒素，所以，只能吃鮮活的。需要注意的是黃鱔血液中有毒，誤食會對口腔、消化道黏膜產生刺激，嚴重損害人體神經系統，麻木四肢、衰竭呼吸、循環功能，進而致亡。

甲魚滋陰利氣虛

甲魚也稱鱉、水魚、王八等，營養價值非常高，肉質鮮嫩、香醇肥厚，其裙邊最為可口，是名貴水產食品。甲魚既為美味佳餚，也是珍貴藥材，不管是身體虛弱者，還是大病初癒者，只要是氣虛兼陰虛或疲乏無力者，皆可長期少量食用調養。

甲魚具有滋陰涼血、補益調中、補腎健骨、散結消痞之功。從現代醫學的角度上說，甲魚中蛋白質含量豐富，尤其是甲魚邊緣肉裙部分，富含動物膠質，不易消化吸收，一次不能吃太多。

吃活甲魚肉時一定要放血，死的甲魚肉不能食用，容易引發中毒。

甲魚適合與烏雞同食，二者都是補腎佳品，搭配食用可滋陰益腎、健脾補中。要注意，甲魚肉不能和莧菜同食，會導致消化不良，在腸胃中形成積滯。

甲魚適合體質虛弱、肝腎陰虛、骨蒸勞熱、營養不良、肺結核、肝硬化腹水、糖尿病、腎炎水腫等患者食用。但是要注意，脾胃虛寒、腹瀉、消化不良、腸胃炎、膽囊炎、失眠、孕婦、產後虛寒的患者不宜食用。以下就為腎虛患者介紹幾種簡單的甲魚烹飪食譜。

清燉甲魚

食材

甲魚、蔥、薑、蒜苗、蓮子、紅棗、桂圓、料酒、鹽

食譜

1. 甲魚清理乾淨後放到熱水中燙一下，剝掉魚皮，切成小塊狀。蔥洗淨切段。薑清洗後切片，紅棗、蓮子、桂圓洗淨，蒜苗洗淨切末。
2. 將鍋置於火上，倒入適量清水燒沸，再倒入少許料酒，將甲魚放入鍋中焯一下，撈出。放入砂鍋中，加入蔥段、薑片、紅棗、蓮子、桂圓以及足量清水，燒沸，轉成小火繼續燉一個半小時，調入適量鹽，加入少許蒜苗即可。

效果

滋陰涼血，補中益氣，固表生肌。

清蒸甲魚

甲魚、五花肉、熟火腿片、鮮香菇絲、蔥段、薑片、蒜末鹽、料酒、水澱粉、香油

1. 甲魚處理乾淨，剁成塊狀，放入盆中，加入適量鹽、料酒，醃漬十五分鐘。
2. 將甲魚殼和魚肉按照原來的位置擺放在大碗中，再放入火腿片、五花肉片、香菇絲、蔥段、薑片、蒜末、香油。放入燒沸的蒸鍋中，開中火蒸半小時，挑出上面的蔥段、薑片，淋上蒸甲魚原湯芡汁即可。

補勞傷、壯陽氣、大補陰。補氣養血、溫腎助陽、消除疲勞。

羊肉壯陽驅體寒

羊肉湯可暖中補虛，補中益氣，養胃健腎，益腎氣，治療虛勞寒冷等。羊肉的補腎之功非常好，能補足腎陽。

我有個朋友身體非常好，他告訴我剛入冬的羊膘肥體壯，肉質好，味道更鮮嫩，在寒冬吃羊肉有非常好的補益之功，特別對腎虛者更是。

羊肉味甘，性溫，可入脾、胃、腎、心經，有溫補肝腎之功，可治療腎陽虛引發的腰膝

痠軟、冷痛、陽痿等。《本草綱目》提到，羊肉可治療「五勞七傷」，治好五勞七傷，身體就多了份保障，由於去除了可能傷害腎臟的外界因素，對於腎虛的防治非常有幫助。羊肉能入腎經，有溫補肝腎之功，因此，通過吃羊肉補腎是非常實用的。

冬季是吃羊肉最好的季節，補益功效也最突出。冬季，人體開始藏陽，易手腳冰冷、氣血循環不暢等。從中醫的角度，羊肉味甘、不膩，性溫、不燥，可補腎壯陽、暖中祛寒、溫補氣血、開胃健脾，因此冬季吃羊肉，可幫助人體抵禦風寒，還能滋補腎經。

經常吃羊肉能去濕氣、避寒冷、暖心胃、補元陽，還能提升抗病能力，因此有「冬季吃羊肉賽人參」的說法。腎陽不足、腰膝痠軟、腹中冷痛、虛勞不足者都可吃羊肉食療，高血壓、痛風、高血脂患者不宜吃太多羊肉，此外，喜歡熬夜、發熱感染、體質偏熱者也不宜過量食用。

此外，羊肉有膻味，讓很多人對其「敬而遠之」，烹調時可加入適量料酒、生薑，不但能遮蓋膻味，還可以保持特有風味。

羊全身都是寶，羊髓、羊腎都能很好的補腎陽。羊髓性溫味甘，可補腎健腦，治療毛髮枯槁、鬚髮早白、失眠健忘、皮膚粗糙等。羊腎性溫味甘，可補腎氣、益精髓，能治療腎虛引發的耳聾耳鳴、鬚髮早白等。所以，吃羊時不一定非要吃「肉」。

羊肉烹調方法很多，如爆、炒、燒、醬等，以下介紹幾款羊肉的補腎食譜，在享受美食的同時補足腎陽。

	食材	食譜	效果
羊肉小麥生薑粥	羊肉、脫皮小麥仁、生薑、鹽	1. 羊肉洗淨切小丁，放到開水中焯一下，撈出，放到涼水中冷卻。生薑洗淨切片，備用。小麥仁淘洗後備用。 2. 將冷卻的羊肉丁撈出，瀝乾水分，放到砂鍋中。放入薑片，倒入適量清水，煮沸，之後轉小火燉半小時，加入小麥仁，燉至小麥仁開花、羊肉熟爛，加少許鹽調味即可。	助元陽，益精血，補虛勞，為腎虛患者、病後體弱者調養身體的最佳食品，非常適合冬季滋補。
紅燒羊肉湯	羊肉、苦瓜、白菜、大骨、薑、石斛三十七・五克、乾薑二十克、熟地二十克、米酒、鹽	1. 羊肉洗淨切片、苦瓜洗淨去蒂和籽；白菜洗淨切片；薑洗淨去皮切片；大骨清洗乾淨，將所有藥材洗淨後用紗布包好。 2. 將裝好藥材的紗布、大骨、薑一同放入鍋中，調入適量米酒煮約一小時。撈出大骨和紗布袋，放入白菜、苦瓜繼續煮至熟，放入羊肉片煮熟，調入少許鹽即可。	補氣養血、暖腎補肝，能提升血液循環功能、預防貧血，提升細胞活性，調節氣色。

牛骨髓益精壯陽

牛骨髓就是指牛骨裡的高檔油脂，珍貴美味，有補腎壯陽、益精填髓之功。用牛骨髓補益身體，有利健康，適合腎陽虛患者。

我們都知道髓是腎精滋養而成，不管是人還是動物的髓都是由腎生成的。因此，吃牛骨髓類似以形補形，能夠養髓、補腎、益精。

牛骨髓油茶麵是常見食物，早晨取出幾勺放到碗中，用溫開水沖開，再倒入沸水攪拌均勻，沖好的油茶麵香氣濃郁、營養豐富、口感潤澤，是非常好的補腎壯陽、補虛、益氣力、抗衰老佳品。但是最好早上吃，因為中午吃略顯稀薄，晚上吃不易消化。

通常情況下，牛骨髓油茶麵適合所有人，但不能過量，否則容易導致不適，誘發各種富貴病。吃牛骨髓茶麵最好在冬季，因為冬季主養藏，應將保暖禦寒放在首位。牛骨髓也可外用，預防手足皸裂等。

《神農本草經》提到牛髓可「補中，填骨髓」；《本草綱目》提到骨髓可「潤肺補腎，澤肌，悅面，理折傷，擦損痛」。牛骨髓有潤肺、補腎、壯陽、填髓之功，能治療虛勞羸瘦、精血虧損、泄痢、手足皸裂、跌打損傷等。還有很多醫學典籍也介紹了牛骨髓的補腎壯陽、益精填髓之功。因此，腎陽虛者平時可吃牛骨髓。以下介紹幾種補腎陽的牛髓烹調方法。

	食材	食譜	效果
紅燒牛骨髓	牛髓、泡發香菇、豆瓣、薑、蔥、鮮湯、雞精、白糖、老抽、乾澱粉、料酒、鹽	1. 牛骨髓洗淨切段，放入沸水鍋中焯一下，再放到冷水中冷卻，撈出，瀝乾。蔥洗淨切段、薑洗淨切片。乾澱粉放入碗中，加適量鹽、水調和成濕澱粉，香菇洗淨後切絲。 2. 鍋中倒入適量沙拉油，油溫燒至五成熱時，放入牛骨髓炸至淡黃色，撈出。 3. 鍋中留少許底油，放入豆瓣、薑片、蔥段爆香，之後放入炸好的牛骨髓和香菇，調入適量料酒、鮮湯，調入雞精、白糖、老抽，勾入濕澱粉，攪拌均勻，出鍋即可。	補精潤肺、益腎壯陽，非常適合體質虛弱、腎陽虛者。
煲骨髓湯	牛骨髓、五花肉、白酒、薑片、胡椒粉、料酒、鹽、醋	1. 牛骨髓洗淨切段，五花肉洗淨切片。 2. 鍋中倒入適量清水，燒沸，滴入三滴白酒。水沸後，倒入骨髓五～十秒，開鍋後撈出，瀝乾。五花肉切成片狀，約五秒後撈出，瀝乾。	補腎壯陽。

		3. 在乾淨的燉盅放入牛骨髓，再放入五花肉，上面放薑片，不用擔心牛骨髓有腥味。新鮮牛骨髓做出來後沒有腥味。 4. 準備一碗水放入適量胡椒粉，攪拌均勻後調入料酒、鹽、醋，蓋好燉盅蓋。在高壓鍋中倒入適量水，放好隔板，放入燉盅，蓋好鍋蓋，開水燉約半小時，出鍋即可。	
牛骨髓膏	適量牛骨髓、炒核桃仁、杏仁泥、山藥	1. 將核桃仁、杏仁泥和山藥一起搗成泥，放入煉蜜和牛骨髓攪拌在一起。放入砂鍋中，放入一定量的開水，用小煮熬煮直到成膏狀。 2. 讓牛髓膏自然變涼，放入瓶中。	補精潤肺，壯陽助胃。
鮮菇牛骨髓	適量鮮草菇、牛骨髓、甘筍、蔥、薑、蒜頭、油、蠔油、生抽、生粉、糖、麻油	1. 鮮草菇洗淨；牛骨髓放入開水中略汆一下，撈出瀝乾水分。蔥切段，蒜剁泥。 2. 鍋中放植物油，點火，油溫足夠時放入蒜蓉、薑片，再加入牛骨髓、鮮草菇，倒入清水燒煮。 3. 十分鐘後將甘筍放入其中，勾芡，燒煮片刻後放入蔥段即可。	滋補腎臟、延緩衰老。

想要牛骨髓發揮出好的食療功效，除了烹調技巧，還需要知道如何挑選牛骨髓。新鮮骨髓大多為乳白色的半流體狀。將煮好的大棒骨敲開就能看到骨髓，這時會看到半透明的脂類物質，若長時間不食用很容易變質，不僅口感乾硬，營養也丟失很多。

用牛骨髓補腎時需要注意，雖然牛骨髓補腎功效很好，但並不是全部人都能食用，因為牛骨髓可助濕生痰，所以痰濕患者堅決不可食用。

鵪鶉益精補五臟

鵪鶉肉可補五臟，益精血，溫腎助陽，男子經常吃鵪鶉能提升性功能和氣力、壯筋骨。鵪鶉是古老的鳥類，分佈廣泛，種類繁多，其肉、蛋營養豐富，烹飪後味道鮮美，香而不膩。

中醫的角度，鵪鶉味甘、性平、無毒，可入大腸、心、肝、脾、肺、腎經，可補五臟、益精血、溫腎助陽。李時珍在《本草綱目》提到鵪鶉肉、蛋能補五臟、益中續氣、實筋骨、耐寒暑、消熱散結。醫學界常用鵪鶉防治貧血、營養不良、神經衰弱、腎虛、衰老、肥胖、腎炎浮腫等症。

鵪鶉蛋的補腎壯陽也是非常好的，鵪鶉雖不易獲得，但鵪鶉蛋卻非常容易獲得，不妨直接吃些鵪鶉蛋來補腎氣。此外，鵪鶉肉、鵪鶉蛋都是普通人可食用的滋補之品，但是要注意感冒期間不宜食用鵪鶉蛋。鵪鶉蛋和菌類同食易患痔瘡；和豬肝同食易長雀斑，應謹慎搭配。以下介紹幾種鵪鶉養腎壯陽的烹調方法。

山藥鵪鶉湯

食材

鵪鶉、山藥、蔥、生薑、鹽

食譜

1. 去掉鵪鶉毛和內臟，洗淨切塊；山藥洗淨切片；蔥洗淨切段；薑洗淨切片。
2. 將山藥和鵪鶉肉、蔥、生薑一同放入鍋中，加入適量清水，先開大火煮沸，再轉成小火燉至鵪鶉熟爛，調入適量鹽，喝湯吃肉即可。

效果

養腎壯陽。

玉米燉鵪鶉

玉米、淨鵪鶉、刺嫩芽、蔥段、薑片、料酒、雞精、味精、精鹽、胡椒粉、清湯、植物油、芝麻油

1. 將玉米順長剖開，之後切段狀。鵪鶉剁掉嘴尖、爪後洗淨，放到開水鍋中焯一下，撈出，瀝乾水分。
2. 在鍋中倒入適量植物油，放入蔥段和薑片爆香，之後撒入適量料酒，倒入清湯、鵪鶉，燒沸，燉至五分熟，放入玉米段燒沸，調入少許精鹽，燉至八分熟即可。
3. 放入刺嫩芽燒沸，燉至鵪鶉熟爛，調入雞精、味精、胡椒粉稍燉一會兒，出鍋盛出，淋上幾滴芝麻油即可。

溫腎助陽，激發性欲，引起性衝動。

蝦仁鵪鶉蛋花湯

鵪鶉蛋、蝦仁、料酒、鹽、濕澱粉、蔥、薑、油、香油

1. 將蝦仁放入乾淨的碗中，倒入少量料酒、鹽、濕澱粉攪拌均勻。蔥、薑洗淨切末。鵪鶉蛋打入碗中，調入少許鹽攪拌。
2. 將鍋置於火上倒入適量油。油熱後，放入蛋液煸炒，之後倒入適量清水，煮十五分鐘。放入蝦仁，調入適量料酒，撒入蔥薑末，最後調入少許食鹽即可。

補腎填髓、氣血雙補、壯陽生精、益智補腦。

海蝦壯陽滋脾胃

大蝦可以說是人們最青睞的食物之一，它還是一種保健品。但我們這裡說的是海蝦，不是河蝦，而且是活的，死的海蝦不能起到很好的功效。

在中醫看來蝦味甘性溫，有補腎壯陽、通乳、滋養脾胃等功效，是腎虛患者的不錯選擇。

人們常吃的海蝦主要有兩種：基圍蝦和明蝦。基圍蝦養生的功效較好一些。河蝦是絕對不行的，它所起到的作用和海蝦截然相反，河蝦補火，人吃多了易上火；海蝦則不同，是入腎、暖腎的。

食用海蝦，最好是白灼或炒制。白灼的方法不難，只需在鍋中放適量清水，將食用鹽、蔥、薑放入其中，水開後把蝦放進去，用旺火煮五分鐘左右即可。若是選擇炒制，應將蝦皮剝掉再炒。北方人很難吃到新鮮的海蝦，雖然這種海蝦的功效沒有鮮蝦好，但是每次多食用一些同樣可以起到補腎的作用。

吃蝦可以強腎補精氣，但也不是吃越多越好，成年人每次食用五百克，便可達到很好的食療效果。老年人的消化功能不是很強，食用蝦後很難消化，所以每次食用二百五十克即可。小孩食用時更應該控制量，不滿三歲的孩子每次吃十隻就可以了。

《本草綱目》中有一個針對海蝦補腎壯陽的食療方，大致為取適量米酒，將海蝦浸泡其中，當海蝦醉死後便可食用。或者在鍋中放食用油，將醉死的蝦放入其中，加食用鹽炒熟食用。將米酒和海蝦結合在一起，可以將海蝦的功效發揮得更好。《本草綱目》中介紹的方法非常適合腎虛、陽痿的人。

產後奶水不足或沒有奶水的女性，也可以食用海蝦催乳。具體的方法為：準備五百克鮮蝦肉，洗淨，搗碎，與適量的黃酒一同放在鍋中燒煮即可服用。每天三次，連續服用幾天。

食用海蝦時，最好不要食用寒涼的食物，因為海蝦暖腎，而寒涼食物對腎臟有傷害，若是二者同時食用，腎臟一會兒冷一會兒熱，肯定不舒服。有些人吃海蝦後出現過敏症狀，多是這種原因導致的。

在此還需要注意一點，挑選海蝦應該挑選蝦體完整、外殼鮮明、肌肉緊實、彈性好的，最好是體表乾燥乾淨的。若是肉質疏鬆，且肉色較紅，散發腥味，就不要食用了。通常來說，蝦頭和蝦身連接處不易斷的海蝦較為新鮮。

山藥滋精防早洩

自古以來，山藥就被視為物美價廉的補虛之品，既能作主食，也可烹飪成菜肴，還能入藥。山藥中胺基酸含量豐富，非常適合恢復期的患者補養。

在中醫看來，山藥性平味甘，是「上品」之藥，不僅能養肺健脾，還可以補腎填精，不管是陰虛火旺，還是腎氣不固，抑是遺精早洩者，都可常食山藥改善症狀。李時珍認為山藥可以「益精氣，健脾胃」。《本草正》中記載：「山藥，能健脾補虛，滋精固腎，治諸虛百損，療五勞七傷。」《日華子本草》也提到：「山藥助五臟，主泄精健忘。」如果可以配合具有補腎固精之功的食品，如芡實、蓮子等，效果更佳。

相信很多人都看過《紅樓夢》，不知你是否對第十一回有印象，秦可卿生病，鳳姐前來拜訪，在提及飲食時，秦可卿說：「昨日老太太賞的那棗泥餡的山藥糕，我倒是吃了兩塊，倒像是克化得動似的。」秦可卿當時已瀕臨死亡邊緣，她說過「任憑他是神仙，治了病治不了命」，但她卻說可以「克化得動」。可見山藥糕具有一定的食療功效。

山藥糕中的棗泥餡，可以補益脾胃、寧神養血、滋陰，對於由脾虛導致的進食量少、泄瀉，陰血虛導致的女性髒躁症，病後身體虛弱有很好的調養作用。所以，將山藥和棗泥搭配在一起做成食物，可以有很好的滋補作用。

山藥功效非常多，烹調方法也較簡單。可以選擇以下幾種食用方法：

名稱	食譜
水煮山藥	山藥去皮、洗淨、切塊，放在鍋中，倒入適量的清水，煮熟即可。
山藥骨頭湯	提前煮好骨頭湯，將山藥去皮、洗淨、切塊，放入其中熬煮，烹調成山藥骨頭湯。
山藥粥	將大米淘洗乾淨，放入鍋中，加入清水熬煮，再放入一些洗淨切片的山藥，烹調成山藥粥。
紅棗藥粥	1. 將紅棗洗淨，去核，與洗淨、去皮的山藥放入蒸鍋中蒸熟，搗成泥狀。 2. 再將紅棗泥與白糖混合在一起，放入鍋中翻炒，當棗泥散發出香味且不會黏在手上時盛出備用。 3. 將山藥泥揉成麵團；取適量山藥團，將適量的棗泥包裹在其中，最後放入模具中，再磕出即可。

拔絲山藥

拔絲山藥也是很好的菜肴，香甜可口，老少皆宜，深受大眾喜愛。

1. 取適量山藥，洗淨後削去外皮，切成滚刀塊，放到沸水鍋中焯燙，撈出，裹上食用澱粉備用。
2. 將鍋置於火上，倒入適量植物油，油溫燒至六成熱，放入山藥塊炸熟，呈現金黃色時撈出。
3. 在鍋中留適量底油，放入白糖翻炒，炒至白糖從大泡變為小泡，從淺黃變為深黃，放入山藥塊繼續翻炒至裹勻糖漿就可以了。

有些人覺得烹調山藥太費力，所以就購買藥店中曬乾切片的山藥食用，但是這種山藥片不容易買好。購買時應注意，酸味較重的山藥其口感肯定較差，且沒有較好的功效。所以購買時，不妨先將其放在口中品嘗一下，不要購買有酸味的。

食用山藥不受年齡限制，老年人也可以食用。值得關注的是，女人長期食用山藥可以起到纖體作用。這是因為山藥中含有很多纖維，進食後很容易產生飽腹感，從而減少對其他食物的攝入量。此外，山藥也是營養價值高、熱量低的食物，適當多吃一些不會使身體變胖。

選購山藥，應挑選外皮沒有損傷、粉性足、質地堅實、斷層雪白、黏液多、水分少、色澤潔白的。脾虛患者，吃山藥時最好可以同薏米、紅棗等同食。腎虛者最好將山藥和芡實、蓮子同食。體虛、病後體弱、營養不良、長期腹瀉、便溏、神疲乏力、婦人白帶清稀量多、盜汗遺精、夜尿增多者可多吃山藥。

但是要注意山藥有收澀之功，便祕者不宜食用。山藥整支沒有切開，放到陰涼、通風的地方存放就可以了；切開的山藥可以用濕布包裹好後放到冰箱的保鮮室存放，也可削掉外皮後切成塊狀，放到小包裝袋中再放入冷凍庫保鮮。

CHAPTER 7

糾正不良習慣，養腎細節是關鍵

飲食過冷，腎陽損耗

很多人喜歡吃冷食，如涼菜，熱菜也喜歡放涼了再吃，尤其是夏季，恨不得每天都吃冰淇淋或喝冰啤酒。雖圖了一時痛快，對健康卻存在巨大威脅。飲食過冷，不但會影響脾胃消化，還會傷害到腎陽。

上班族大多繁忙，去超市時不免會多買些蔬果、速食食品放到冰箱儲藏，回家後取出冰箱中的食物就吃。雖然短時間不會產生什麼狀況，卻不知身體逐漸虛弱，抵抗力也越來越差，久而久之，健康問題就會凸顯出來。

我有個朋友是個典型的「愛冷」人士，即便在冬季，冰箱裡也會儲存冷飲，我經常告訴他吃冷食傷胃，可他絲毫不聽勸，說自己的身體很好。沒過多久，朋友再喝冷飲就覺得腹痛，身體不對勁，吃什麼都好像不吸收，渾身無力，大便溏稀，皮膚也變得很差，面色發黑，喉嚨好像有痰一樣。

以前朋友的身體很好，很少感冒，但現在氣候稍有變化，就會感冒很長時間。他常常懷疑自己患了胃病，到醫院檢查後，發現自己患的是腎陽虛。醫生得知他的日常習慣後，囑咐他一定要改掉吃冷食的習慣。

我們的身體是個溫暖的環境，體溫適宜，氣血循環才正常，經絡才可暢通，臟腑功能才可正常維持。冰冷食物進入人體，身體就會調動陽氣溫暖食物，脾胃消化功能得不到發揮，時間一久氣血化生就會缺乏，導致腎中陽氣受損，身體抵抗外邪能力下降，抵抗力也會下降。

脾胃為後天之本，人體氣血生化之源，保護好脾胃，氣血才能充足，精氣才會旺盛，腎臟才可正常運行。尤其暑濕季節氣候炎熱，人體排汗量大，過量食用生冷食物，就會在脾胃中堆積寒濕，時間一久就會生痰，喉嚨自然不清爽。

有些人即使早餐也吃冷食，直接喝冰飲，這對胃氣傷害非常大。體質較差的人，喝冷飲後可能會出現喉嚨嘶啞、頭痛等症，這是驟然接觸冷食，身體氣血循環凝滯引發的。為了防止這種情況，早餐一定要吃熱食，從冰箱中拿出的冷食應在常溫中放到不涼時再喝。

並不是說完全不能吃冷食。胃口不好的人，在夏季吃些開胃的小涼菜能提升食慾，對脾胃不會有什麼損傷。但為了避免傷及腎陽，調味時可加些祛濕暖脾的調味料，如薑、芥末等。薑、芥末不但可以調味，還可溫化痰濕，常食可提神醒腦。

濕熱天氣還可喝些綠豆湯，可清熱解暑、解毒。很多人在夏季難以抵抗冷飲，對健康不利，易發胖。常飲綠豆湯可防止中暑，即使不冰鎮，也非常可口。

人體腎陽衰弱並非一時形成，吃得越冷，腎陽消耗就越大。人到老年時，更易怕冷，應在年輕時限制冷食的攝入，才能減少腎陽的損耗。

吸菸飲酒，腎受煎熬

現在，請觀察一下你身邊的中年人，看看他們的頭髮是不是有脫落的現象。有人說：「上了年紀頭髮就會一點一點脫落，這是正常現象。」其實不然，導致頭髮脫落的原因很多。某調查表明，若是每天吸菸，頭髮脫落的機率會增大很多。研究人員認為吸菸會損壞毛囊，導致頭皮的血液循環和激素分泌異常。但這些與腎臟有何關係呢？很明顯，中醫認為髮為血之餘，而血與腎精關係密切，所以掉髮時，並不只是頭髮有問題，或者是上了年紀，很有可能是腎臟出了問題。

飲酒對腎臟的危害更顯而易見。醫學研究顯示，飲酒後絕大部分的酒精都是在肝臟中代謝的，肝可以很快將酒精代謝掉，但是，肝臟在代謝酒精的同時，也在傷害著自己。中醫看來，肝腎同源。肝臟和腎臟都是起源於生殖之精，肝腎共同受腎所藏的先後天綜合之精的充養。因此，二者雖然結構和功能不同，但卻因為有一樣的起源，所以生理病理緊密相關。現代醫學認為，肝臟在代謝酒精時會消耗很多輔酶，然而輔酶的大量消耗會使肝細胞出現死亡的狀況，漸漸引發肝硬化。

當然，適量飲酒對身體是有益的，控制好飲酒量就沒有問題。但是，對於腎炎患者，還是不要飲酒為好。

濃茶解酒，害腎不淺

很多男性都喜歡飲酒，特別是夏季喝一杯冰鎮啤酒，清爽很多。酒是糧食釀造的，其中含有蛋白質、維生素、礦物質等營養物質，所以，適量飲酒對身體有益。比如可以緩解疲乏、促進血液循環、增進感情等。但是，如果喝多了用濃茶來醒酒，就會對身體造成很大的傷害。

這在明朝李時珍所著的《本草綱目》有詳細記載：「酒後飲茶傷腎，腰腿墜重，膀胱冷痛，兼患痰飲水腫、消渴攣痛之疾。」也就是說，用濃茶解酒，會出現腰腿疼痛、膀胱冷痛的症狀，甚至還會誘發痰飲水腫、消渴攣痛等病，傷害腎臟。這是因為酒中含酒精，酒精進入人體後會在肝臟代謝，經過乙醛脫氫酶的作用氧化成乙醛，再氧化成醋酸；醋酸再經過氧化成為二氧化碳和水，從腎臟和肺部排出體外。而茶中含有大量的茶鹼，茶鹼能促進排尿，濃茶中含有的茶鹼更多，也就是說利尿的效果更好，如果飲酒後用濃茶解酒，就會使還未來得及分解的乙醛進入腎臟，而乙醛會對泌尿系統有很嚴重的不良影響。

醫學研究還表示，酒精進入人體後會刺激心血管，而濃茶也可以增強心臟的興奮性，喝完酒再喝茶，對心臟的刺激就更大了。如果心臟功能不好的人這樣做，對健康危害就顯而易見了。酒可以使人興奮，還會導致血流加速、血管擴張，如果大量飲酒再飲濃茶，很有可能會導致血管破裂。既然濃茶解酒是錯誤的，喝多時應該怎麼解酒呢？

❶ **用蘿蔔解酒**。喝醉後可以食用一些生蘿蔔；或將生蘿蔔榨汁，調入紅糖飲用；或將生蘿蔔切絲，放些白糖和食醋，攪拌均勻後食用，不僅口感清爽，還有很好的解酒效果。

❷ **用水果解酒**。醉酒後吃些新鮮水果，比如吃些香蕉、柚子、番茄、枇杷等，都具有良好的解酒功效。特別是桑葚，解酒效果令人驚嘆。桑葚最好是新鮮的，如果沒有，可以購買一些乾桑葚，放入鍋中和水煎制，飲用時放些糖。

❸ **用蜂蜜減輕酒後頭痛**。如果酒後頭痛，可以喝一些蜂蜜水。因為蜂蜜中含有大量果

糖，這是很多水果中沒有的，這種成分能加快酒精在人體內的分解和吸收。所以，酒後喝些蜂蜜水可以儘快醒酒，並減輕酒後的頭痛症狀。如果有酒後頭痛史，可以在喝酒前後分別吃五十克蜂蜜，避免頭痛。

暴飲暴食，腎臟超負

如今社會的工作壓力非常大，每天一進辦公室，水不敢喝，廁所來不及去，一忙就是一整天，忙的時候根本沒時間吃飯；等有時間，肚子已經餓「癟」了，馬上飛奔到餐廳滿足食欲，就這樣胃裡裝了過多食物。長此以往，腸胃超負荷運轉就會出現問題，腎臟也會遭受牽連。

攝入過量食物，就意味體內會產生過量廢物，而清除這些廢物絕對離不開腎臟，它會分泌尿液、排出廢物，掌控人體電解質濃度和酸鹼平衡。它運轉的頻率越高，腎功受損的程度就會越嚴重，而相應的，腎的排泄和調節功能也會下降。

如果一個城市存積了過多垃圾，超過垃圾處理場的處理能力，處理垃圾的機器就會故障，工人也會疲憊不堪，時間長了，垃圾處理場就會無法營運。若是人體每天都攝入過量食物，腎臟也會面臨「無法營運」的狀況。一旦腎臟停止工作，人體內的毒素、垃圾物質就會滯留。外表上，我們可以看到毒素滯留體內的後果，就是痘痘橫生、臉上長斑，頭髮脫落嚴重，身體狀況越來越差，甚至出現多種疾病，比如尿毒症等。

所以，想要養護好腎臟要注意飲食有度，不暴飲暴食。

長時憋尿，腎病上門

李小姐今年三十歲，在外企公司做會計，由於工作忙，顧不上喝水，如果內急，也是先把事情辦完再去廁所，所以就會憋尿。過了一段時間，李小姐感覺身體非常不舒服，不僅頭暈噁心還沒有食欲，總是感覺寒冷。開始她以為是工作太累了，休息幾天就能恢復健康，但休息後反而更糟了，腰部總是時不時痠痛，有時還出現驚厥。所以趕緊去醫院檢查，結果證明患上了尿道感染。

為什麼會出現這種狀況呢？主要是由於憋尿導致腎臟壓力增大造成的。如果不憋尿，即使膀胱中充滿了尿液，也不會出現尿液反流。但如果刻意憋尿，尿液就會從膀胱轉向輸尿管或腎臟，導致尿道感染。我們可以用自來水打個比方，當你擰開連接水管的水龍頭時，自來水就會自動流出；擰緊水龍頭時，水就會往水管內部的方向彙集，如果水管中的水位上升到一定程度，水可能就會在壓力的作用下回流到水廠中，影響水位的變化。人體中的尿液只有在腎臟作用下才能排出體外，所以感到有尿意時應及時排尿，不要憋尿。

長時間憋尿可能引發尿道感染。如果反覆感染，則極有可能會造成腎病，甚至尿毒症。所以，平時應該養成有尿就排的好習慣，就算工作火燒眉毛了，感到尿意時也要先排尿再安心工作。實際上，憋尿時工作效率是非常低的，因為憋尿會帶來難受的感覺，這種感覺會讓你不能投入工作。

有些人為了不上廁所，工作時很少喝水，這是非常不提倡的。醫學臨床發現，患有腎結石的人，大多都是很長時間不喝水導致的。人的腎臟就和水管一樣，如果很長時間都不用，水管內就會生銹，而很長時間不排尿，人體就會出現結石。

不能等到有口渴的感覺時才喝水，因為當出現口渴的感覺，說明人體內的水分已經不能保持平衡了，細胞嚴重脫水，導致中樞神經對大腦產生作用，讓大腦發出補水的「求救」信號。所以不要等口渴了才喝水，要定時定量喝水。

強力舉重，腎臟受損

很多年輕人以為自己正當年，所以不愛惜身體，鍛煉身體時強力舉重，冬季只穿一條單褲，夏天吃很多冷飲……結果導致「五勞七傷」。什麼是「五勞七傷」？五勞就是久視傷血、久臥傷氣、久坐傷肉、久立傷骨、久行務筋；七傷則是大飽傷脾，大怒氣逆傷肝，強力舉重久坐濕地傷腎，行寒飲冷傷肺，形勞意損傷神，風雨寒暑傷形，恐懼不節傷志。生活中如果沒有好習慣，很容易會出現上述情況。現在，就來說說「超負荷運動」。

趙先生的公司舉辦了一次旅遊活動。路途中，趙先生和同事玩牌輸了，受到懲罰，必須完成一百個俯臥撐。趙先生說：「在做到七十個時，小腿就時不時地抽筋。但是礙於面子，還是堅持做完了。」次日清晨，趙先生感到全身不適，不僅很疲乏，還有一種疼痛感，兩隻手臂無法舉過肩膀。小便時，原本淡黃色的尿液從茶色變成了墨色，這把他嚇壞了，急忙去醫院檢查。尿液、血清等檢查結果表示，趙先生患上了急性腎損傷。

進行超負荷運動，很可能會導致肌肉受損，使體內出現大量的肌紅蛋白，這些物質會滲入到血液中。腎臟作為人體解毒和代謝動力機，需要把血液中的肌紅蛋白透出，所以，尿液就變成了墨色。趙先生治療得比較及時，身體恢復較快，如果太晚去醫院，可能會出現腎小管堵塞的狀況，甚至引起急性腎功能衰竭。

在中醫看來，適量的運動身體會出汗，這些汗是人體的廢氣；過量的運動後，身體也會出汗，但這些汗不是廢氣，而是元氣，因為廢氣已經排完了，這樣，腎臟的健康肯定會受影響。

需要注意一點，運動對健康十分有益，但是人體對運動強度的承受不是與生俱來的，它需要循序漸進的過程。所以運動時要想一想，自己的身體是不是受得了。

加班熬夜，腎臟遭殃

社會不停發展，工作壓力越來越大。很多人為了工作不惜加班熬夜，這樣對身體傷害非常大，特別是腎臟。

有些人認為，人體有自我調節的功能，即使加班熬夜，人體的平衡也會自行恢復正常。其實不然，長期熬夜會使臟腑氣血功能失調。如果熬夜期間，為了使自己更加精神而飲用咖啡、濃茶等飲料，或者吃宵夜，短時間內會感覺精神振奮，渾身充滿力量，但沒過多久會感覺更加疲憊，加大患上腎病的機率。

患上腎病，剛開始是不易察覺的，因為早期症狀不顯著，當發現時早已錯過治療的最佳時機。所以，最好不要長期熬夜。但在很多情況下，加班也是無奈之舉。那麼，如何才能避免或減少腎臟受到傷害呢？

❶面對電腦時，在顯示器前安裝一個防輻射貼。

❷平時適當多吃點番茄、瘦肉、胡蘿蔔、牛奶、蛋類等，含有豐富的維生素A和蛋白質的食物，還應該多吃一些富含維生素C的食物，比如橘子、蘋果、柳丁等。

❸多吃一些明目的食物，比如魚肝油、枸杞子、菊花、動物肝臟等。

飲食過鹹，腎臟受損

很多人的口味比較重，如果食物中的鹽放少了，就會覺得味同嚼蠟。所以烹調食物時寧可多放一些鹽。但是長期如此對身體健康非常不利，易導致腎病。

中醫認為「鹹入腎」，就是說味道較鹹的食物易對腎臟造成影響。當然，適當的鹹味可以滋養腎臟。現代醫學也表示鹹味可以使人體細胞、血液的滲透壓和水鹽代謝維持在正常的水準上，還能提高食欲，避免出現熱痙攣的現象。所以，如果人體出現了嘔吐、腹瀉等狀況，可以喝一些淡鹽水，能及時補充人體流失的鈉離子。

但如果食物過鹹，則會傷害腎臟。中醫有個說法叫「腎主骨生髓」，也就是說人體的骨骼狀況也和腎臟有關聯，過鹹的食物會使骨組織受到不良影響。經常吃過鹹的食物，還會出現諸多疾病，比如心腦血管疾病、高血壓等。通過臨床觀察，有八〇%的腎臟病患者，同時患有高血壓。而這類患者體內的鈉離子大多比較高。所以，凡是患有腎臟疾病的患者，在飲食上都要少放鹽。

通常，健康的成年人每天吃六克左右即可。需要注意的是，有些食物中本來就含有鹽分，比如海帶、泡菜、醃肉等，烹調這些食物時一定要少放鹽。另外，烹調食物時，調味品最好在食物快出鍋前放，不僅能使食物味道更好，還能降低人體對鹽分的攝入量。

還要注意一個問題，很多零食中也含有較多鹽分，比如薯條、蝦條、薯片等，應該少吃。

房事無度，耗竭腎精

在中醫看來，過度性生活是腎虛的主要原因。《黃帝內經》中有一個詞叫「不知持滿」。意思就是應該在腎精飽滿時再進行性生活，如果腎精較少時進行性生活，可能會提前出現衰老的症狀。

小陳和相戀多年的女友結婚，但不久就出現了腰痠背痛的症狀，性生活也力不從心。後來他去看中醫得知，頻繁的性生活就會出現這些症狀。小陳恍然大悟，由於剛結婚比較興奮，對性生活非常熱衷，每天都會享受性生活帶來的快樂，也正是這一原因，導致他頭昏腦漲、腰痠背痛。

在中醫看來，腎藏精，腎精可以化生出腎陰、腎陽，使臟腑器官得到滋潤和養護。腎陰和腎陽在人體內需要達到平衡狀態，它們的關係不僅是相互依存的，還是相互制約的。若是二者間的關係沒把握好，就會導致精神萎靡、頭暈、記憶力下降、腰痠背痛等症狀，這些症狀就是腎虛的表現。

人由精、氣、神三部分組成，而精和氣為根本，元氣、元精都保存在腎中，因此，養腎非常重要。人體會隨著腎氣逐漸旺盛而生長發育至成熟。因此，腎氣充盈，精力才能充沛，筋骨強健，步伐輕快，神思敏捷。

想要避免腎虛，性生活一定要有節制，性生活無節制，對腎精、腎氣的損害都很大，特別是夫妻到了中年之後，更應當節制。每週性生活超過三次，容易出現腎臟感染；每週四～五次，或者性生活時間過久，都屬於過度行為。

性生活過度容易使細菌入侵尿道，甚至上行至膀胱，女性容易出現尿道感染。性生活過度，易傷腎，耗竭腎精。雖說性生活屬於正常的生理需求，但中醫上有「欲不可早、欲不可多」之說，意在強調欲望不能提前，也不能過度。欲望過多，精就會受損，精血受損害，會導致雙眼昏花、雙目無神、肌肉消瘦、牙齒鬆動等症。

女性性生活過早、過度，會傷血；男性會傷精。所以，古代的養生學家們一直在強調控欲，否則很可能會因為欲念耗散精氣，喪失真陽元氣。如果想保養好自己的元氣，防止陰精過度流失，除了不可以無節制地進行性生活，還應當注意行房事的季節、時令、環境等。

春季，人體的生殖機能、內分泌相對旺盛，性欲高漲，此時適當的性生活可調節氣血，對健康有益。夏季，身體處在高消耗時期，應減少房事次數。秋季，萬物凋零，房事也要順應季節收斂，應當保精固神，蓄養精氣。冬季，主藏，更應節制房事，養足腎陽，防止耗傷精血。

此外，醉酒後不宜行房事，容易傷肝，還會使男子少精；陽痿後不能通過服用壯陽藥行房事，因為這樣會提前調動元氣，元氣一空，人之將亡。情感不穩定時，特別是悲、思、驚、恐等情緒過度時不宜行房事，會傷及內臟，耗傷陰精，甚至會因此得病。

早上不宜行房事，晚上十點為行房事的最佳時間。戌時，心情非常愉悅，如果能配合肉體上的愉悅，對身心健康都是非常有好處的。此時，人體會進入陰陽結合的階段。

人之精氣是有限量的，長期縱慾勢必會大量損耗精氣，可能短時間內身體沒有什麼變化，可一旦發病就會很難恢復。因此，雖然性生活為夫妻生活中不可缺少的部分，但是為了健康，也應懂得節制。

藥物減肥，腎臟在哭

很多女人都說：「人以健康為美。」但心裡卻不這樣想，如果可以瘦一些，她們一定會毫不猶豫地選擇瘦。所以，當市場上出現各種神奇的減肥藥時，很多人會不顧一切購買，以為這些藥物會消除多餘脂肪。其實不然，減肥藥之所以有效果，是通過以下四種方式達到目的：

❶ **通過降低進食的欲望。**

❷ **通過人體對營養物質的吸收。**

❸ **運用激素。**

❹ **運用利尿劑。**

因此服用減肥藥後，常會出現營養不良的現象，還會造成代謝異常、內分泌失調。

由於腎臟掌管代謝功能，絕大多數藥物進入人體後需要腎臟代謝排出，所以不管吃哪種減肥藥都會對腎臟功能造成影響，甚至會導致腎功能不全或「尿毒症」。

市場上還有一種減肥藥，吹噓是「中藥減肥，對身體無害」，這種減肥藥看似無害，實則不然。在中醫看來，人們出現肥胖的主要原因是陽氣虛衰、痰濕偏盛、本虛標實，在治療時可採用補虛瀉實。然而有些商家卻只追求減肥效果，不在乎使用者的身體狀況，在製作減肥中藥時，堅持「重在泄實輕於補虛」的原則，使用者服用後使自身受到傷害，出現疲乏、嗜睡、頭暈等現象，因為腎是人體陰陽的根本所在，這種「減肥中藥」會傷害腎臟的陽氣。

此外，這種減肥藥物還會使人體內的陰液受到損傷，導致腎陰缺乏，造成皮膚乾燥等。經常服用，就會導致睡眠品質下降、心悸、月經失調等病症。

減肥並沒有錯，但不應該急功近利，為了追求減肥立竿見影而服用減肥藥。腎是人體先天的根本，所以打算吃減肥藥時，一定要考慮腎臟的健康。很多三十多歲就出現閉經的女性，多是因為吃錯了藥或者營養不良，出現這兩種狀況的主因就是為了要苗條而服用減肥藥。女人一旦閉經就不能生育，身體的代謝功能、自潔功能也會受到影響，招來婦科疾病。所以無論如何，不要為了美麗而用減肥藥。如果想減肥，最好採用運動的方式，不僅可以瘦身，還可以保健身體。

PART 2

胃乃生命之本

CHAPTER 1

脾胃受傷，五臟**都遭殃**

脾胃傷，人折壽

《景嶽全書》說：「土氣為萬物之源，胃氣為養生之主。胃強則強，胃弱則弱，有胃則生，無胃則死，是以養生家必當以脾胃為先。」《圖書編・臟氣臟德》說：「養脾者，養氣也，養氣者，養生之要也。」由此可見，脾胃健康乃健康長壽的根本。

中醫云：「脾為心之子，肺之母，在五行中屬土，五味屬甘，脾主統血，主運化，在體合肌肉，開竅於口，其華在唇。與六腑中的胃相為表裡，脾主升清，胃主降濁。中醫學認為，腎為先天之本，脾胃為後天之本。」意思是，腎中的精氣是遺傳所得，脾胃是人體的消化器官，能將食物轉化為營養物質，吸收和利用，也就是中醫說的脾胃為氣血生化之源。

人以脾胃為本，脾胃是供給全身營養的器官，而心、肺、肝、腎的生理機能都必須依賴脾胃吸收的營養精微支持。所以脾胃氣虛的人，五臟六腑就容易生病。如果飲食起居習慣不好、情緒波動太大、過度勞累，就會損傷脾胃，也就不能把營養物質輸送到五臟六腑，造成體虛臟腑失養，容易遭到外邪入侵形成嚴重疾病，最終使人的真氣消亡而危及生命。

金元時代四大醫家之一的李東垣，亦提出了「脾胃內傷，百病由生」的論點，他依據多年行醫經驗，明確指出「脾胃傷則元氣衰，元氣衰則人折壽」的觀點。所以《脾胃論》說：

「真氣又名元氣，乃先身生之精氣，非胃氣不能滋。」元氣不充，則正氣衰弱，故調理脾胃、扶正益氣也是預防保健的重要法則。

現代科學證明，調理脾胃能提高機體免疫功能，調整機體狀態，防衰抗老。從治療學來看，調理脾胃的應用範圍十分廣泛，除了調治消化系統的疾病外，血液循環系統、神經系統、泌尿生殖系統、婦科、五官科等方面的多種疾患，都可以收到良好效果。

由此可知，脾胃是生命之本、健康之本，歷代醫家和養生家都一致重視脾胃的護養。調養脾胃的方法極其豐富，如飲食調節、藥物調養、精神調攝、針灸按摩、氣功調養、起居勞逸調攝等，皆可達到健運脾胃、調養後天、延年益壽的目的。

治脾胃即可安五臟

水和食物進入胃，叫「水穀」，然後進到脾中消化。中醫認為，脾胃的消化方法像蒸酒糟一樣，將水谷精華化成霧氣，上升到心的位置，霧氣被肺的涼氣進行肅降，化為水，進入腎。這種水中含有兩樣東西——精華液和無用廢水，精華液（津液）在腎中儲藏，再分配給五臟，變氣血等；而廢水則到膀胱，變尿液。脾胃中的廢渣則排入二腸，變為糞溺。被肺清降下到腎的水液，同時帶來了心火的熱量，溫暖了腎水，腎水不寒。腎水蒸發，又會讓肝的環境溫暖如春，肝木心情舒暢，正常工作，同樣也溫暖脾胃，讓脾胃有能力磨化谷水，化氣生血。看看，多完美的「運動組合」，脾胃（土）就是中心軸，肝、心、肺、腎就是四個輪子，四輪圍著中心旋轉（五行），人體就生生不息。哪一個環節有問題，身體就生病了。

明代醫學家張介賓說：「善治脾者，能調五臟，即所以治脾胃也。能治脾胃，而使食進胃強即所以安五臟也。」明末的醫家孫文胤在其《丹台玉案・脾胃門》中指出：「脾胃一傷，則五臟皆無生氣。」其意是指，五臟必資於谷氣，谷入於胃，和調五臟而血生，脾胃運化功能健旺，則氣血充盈，營養五臟；脾胃受損，則氣血生化之源虧乏，導致五臟失養，氣機失調，變生各種疾病。

可見「百病皆由脾胃衰而生」，而「治脾胃即可以安五臟」。所以，養脾胃其實是在安撫五臟。脾胃與其他臟器有什麼具體關係呢？

脾胃虛最先影響肺。《脾胃論》曰：「脾胃一虛，則肺氣先絕」「肺金受病，由脾胃虛，不能生肺。脾與胃相表裡，居於中焦，是升降運動的樞紐。脾胃之升降正常，則周身氣機轉輪正常。」《格致餘論·鼓脹論》云：「脾具坤靜之德，而有乾健之運，故能饞肺之陽降，腎肝之陰升，而成天地交之泰，之為無病之人。若脾氣虛，升降失常，影響肺之直肅則作喘。」也就是說，脾與肺的功能是相互影響的。脾虛到一定程度肺金失養，就容易出現氣短、動則氣促等肺氣虛的表現。

心與脾就像一對母子，心病要從脾胃治。前文講過，脾統血，供養心臟。一旦脾出現問題，氣血就不能旺盛暢通，就會導致心血失調，引發心臟疾病。

肝與脾胃是互相影響的。或許你也有過這樣的感覺：剛吃完飯卻還感覺肚子餓，用手一摸，肚子鼓鼓的，有時吃了胃腸藥也不管用。這和肝鬱氣滯有關，往往是因為壓力太大或情緒波動太大引起的。出現這種情況必須先養好肝，才能解決脾胃問題。反過來，脾胃對肝臟的影響也很大，比如常見的脂肪肝，其產生的根源就在於脾胃，因為脾胃無法良好消化食物，使得體內垃圾處理困難，堆積在肝臟中，影響肝臟的供血及其他功能。

脾虛往往腎也虛。腎水足則脾有力量，寒濕就不存在；腎水虧則脾衰，則形成寒濕；脾臟濕，腎臟燥，最終演變成心寒、脾寒、胃寒、肝寒、腎寒和腦衰。

脾胃與心肝肺腎既是相通相連，又互相制約。脾胃衰源於「一臟器衰，另一臟器同樣也衰」。在特定環境下，五臟互相幫助、制約、依賴、各自保養，反之則形成枯竭。

正氣以人體胃氣為主

中醫認為，疾病就是正邪雙方鬥爭的結果。而正邪力量的差異也決定了疾病走向，如果正勝邪，疾病自然會逐漸康復；邪勝正，則疾病就會逐漸加重，甚至死亡。邪氣是產生疾病的外因，正氣則是決定疾病發展的內因，也就是決定性的因素。正氣以人體胃氣為基礎，《黃帝內經》記載，「有胃氣則生，無胃氣則死」。由此可見，胃氣決定了人體正氣的強弱。

《黃帝內經・素問・玉機真藏論篇》指出，「五藏者，皆稟氣於胃，胃者五藏之本也」，強調了胃氣對於維持生命的重要性。在中醫學中，胃氣的含義主要包括以下幾方面：

❶ **胃氣主要是指胃的功能**。胃氣強，就更容易接受和容納食物，對食物初步消化的能力就強，哪怕偶爾吃多或挨餓，也不會給胃帶來傷害。

❷ **胃氣是指胃的氣機**。胃的氣機應該是下降的，如果胃氣上逆就會產生噁心、嘔吐、腹脹、脘悶等症狀。

❸ **胃氣是指脾胃的消化功能**。胃氣強，脾胃的運化功能就強，氣血也可以相互生化。

❹ **胃氣即水穀精氣**。胃氣強，水谷精微充盛，則五臟功能盛；反之，自然就弱了。

❺ **胃氣是指脈象從容和緩之象。** 脈象從容和緩、不快不慢，則表示具有胃氣、正氣強，即使有疾患也可以醫治。

❻ **胃氣暗指人體的全身之氣。** 因為胃氣是人體其他各氣的基礎，雖然胃氣內涵很多，但都是以胃的功能為基礎。所以，想要保護好胃氣，就必須要從護胃、養胃開始。

首先，必須養成良好的生活習慣，少食多餐，不暴飲暴食。另外，還需要改變飲食習慣，不吃辛辣、油炸、煙燻食物，以及過酸、過冷等刺激強烈的食物，不喝酒，少喝濃茶和咖啡。多吃小米、南瓜、菠菜、胡蘿蔔、山藥、洋蔥、大蒜、蓮子、大豆、扁豆、山楂、香蕉、大棗、板栗及豬瘦肉、牛肉、雞肉、牛奶、豆製品等健脾養胃的食物。以下推薦幾款養胃菜。

參芪猴頭燉雞

食材

猴頭菌一百克、母雞一隻（約七百五十克），黃芪、黨參、大棗各十克，薑片、蔥段、紹酒、清湯、澱粉適量

方法

1. 母雞去頭腳，剁成塊，放入薑片、蔥段、紹酒、猴頭菌片、黃芪、黨參、大棗、清湯，用小火慢慢燉，肉熟爛即可。
2. 注意猴頭菌要去蒂、泡發、擠水，黃芪要浸軟。

紫菜南瓜湯

南瓜一百克、紫菜十克、蝦皮二十克、雞蛋一枚、醬油、豬油、黃酒、醋、味精、香油適量

1. 紫菜泡水、洗淨，雞蛋打入碗中待用，蝦皮用黃酒浸泡，南瓜去皮後切塊。
2. 倒油加熱，加醬油、清水，放入蝦皮、南瓜煮半小時。再放入紫菜，十分鐘後放入雞蛋。

木瓜鯇魚尾湯

番木瓜一個、鯇魚尾一百克、生薑片適量

1. 將木瓜削皮切塊，鯇魚尾用油煎炸片刻。
2. 再加入木瓜、生薑片以及適量的水，煮約一小時即可食用。

最後，精神愉快對養胃也很重要。過度的精神刺激可能會引起大腦皮層的功能失調，導致胃壁血管痙攣性收縮，容易誘發胃炎、胃潰瘍等。

脾胃虛弱，女人易老

氣血是女人美麗的根本，脾胃統領血液，脾胃虛弱則氣血不暢，美麗就大打折扣。

女人的衰老從面容憔悴，乳房、臀部不再豐滿開始，都和脾胃氣虛有關。中醫認為，脾經循行時經過面部、乳房，一旦脾胃虛弱，經過的臟腑、組織都要受累。此外，脾主肌肉，脾氣虛的人往往肌肉無力、體型不佳，所以從面容到體態的健康美麗與否，都和脾胃狀態有關，脾胃強健的女人大多氣色紅潤。

女性是可以察覺自己脾胃虛弱的。首先是面色發黃、頭髮枯槁、皮膚不滋潤。皮膚和頭髮的品質都由蛋白質的吸收決定，它們好像壁虎的尾巴，在生命難保時會脫掉尾巴這個次要器官。人體也一樣，一旦氣血虧虛、蛋白質代謝出問題，也會首先放棄頭髮、皮膚這些相對次要的器官，重點放在心腦腎上。所以脾胃虛弱的女人老得快，一旦發現容顏未老先衰，就要開始關注脾胃了。脾胃虛弱的女人宜吃豆類食品。豆類性平、有化濕補脾的功效，對脾胃虛弱的人尤其適合。但是根據種類的不同，豆類的食療作用也有所區別。

❶ **菜豆**：又名「豆角」，性平、味甘鹹，歸脾、胃經，具有理中益氣、健胃補腎、和五臟、調顏養身、生精髓、止消渴的功效。主治嘔吐、痢疾、尿頻等症，尤其適宜於糖尿病、腎虛、尿頻、遺精及一些婦科功能性疾病患者多食。

魚香豇豆

食材

菜豆三百五十克、花椒一克、乾辣椒二克、薑十克、蔥十五克、蒜二十五克、剁椒三十克、糖三克、鹽二克、醬油二十毫升、醋十五毫升、香油五毫升、牛肉粉一克、食用油三十毫升、黃酒十毫升

食譜

1. 薑末、蒜末、蔥末、剁椒、糖、醬油、醋、香油、牛肉粉拌勻調製魚香汁。菜豆掐去兩頭，洗淨，切成寸段。
2. 菜豆入鍋煮至八分熟，撈出後放入冷水中，冷卻後撈出瀝乾。鍋燒熱，放入油、花椒、乾辣椒煸香後撈出。放入豇豆、黃酒翻炒至八、九成熟。
3. 倒入魚香汁，中火翻炒入味，根據口味加鹽調整即可。

❷ **豌豆：** 又名「荷蘭豆」，味甘、性平，歸脾、胃經，具有益中氣、止瀉痢、調營衛、利小便、消癰腫、解毒之功效。主治腳氣、癰腫、乳汁不通、脾胃不適、呃逆嘔吐、心腹脹痛、口渴瀉痢等。

香菇荷蘭豆炒馬蹄

食材

鮮香菇（或乾香菇）三朵、荷蘭豆一百克、荸薺六個
紅椒少量（上色）、蒜二瓣（剁成蒜蓉）、沙拉油適量、鹽、雞精

食譜

1. 香菇洗淨切片，荷蘭豆去老筋撕成小片洗淨，荸薺洗淨去皮切片。
2. 炒鍋燒熱下油，燒至五成熱，下蒜蓉炒香。
3. 下香菇、荷蘭豆翻炒幾下，下荸薺、紅椒同炒，可以下少量高湯，下鹽和雞精調味即可。

❸ **毛豆：**味甘、性平，入脾、大腸經，具有健脾寬中、潤燥消水、清熱解毒、益氣的功效，主治疳積瀉痢、腹脹羸瘦、妊娠中毒、瘡癰腫毒、外傷出血等。因毛豆是黃豆的嫩豆，卵磷脂成分豐富。

鹽水毛豆

食材

毛豆五百克、乾辣椒、花椒、薑片、八角、鹽適量

食譜

1. 毛豆仔細清洗三～四遍，先洗掉泥土，後洗掉浮毛，並剪掉毛豆兩頭。
2. 鍋中倒入清水，放入幾個八角、一些花椒、幾片生薑和幾個乾辣椒。大火燒開後，放入剪好角的毛豆，放入鹽開鍋後，中小火煮五分鐘，時間不要太久。
3. 五分鐘後關火，用餘溫燜熟毛豆。燜好的毛豆帶湯盛入碗中，蓋上保鮮膜，放入冰箱冷藏一晚後吃，味道更佳。

❹**蠶豆：**傳統醫學認為蠶豆味甘、性平，入脾、胃經，可補中益氣、健脾益胃、清熱利濕、止血降壓、澀精止帶。主治中氣不足、倦怠少食、高血壓、咯血、衄血、婦女帶下等病症。

蠶豆鯽魚粥

食材

蠶豆九十克、鯽魚一百五十克，茯苓三十克、稻米三十克、大蒜（白皮）三十克、薑三克、鹽三克、植物油二十克

食譜

1. 鯽魚去鱗、鰓及內臟，洗淨。起油鍋，放下鯽魚，煎香鏟起。
2. 蠶豆、茯苓、生薑、大米洗淨。把全部用料放入瓦鍋內，大火煮沸後，文火煮一小時，再放入大蒜，煮十分鐘，調味即可。

⑤扁豆：扁豆能健脾和中、消暑化濕，治暑濕吐瀉、脾虛嘔逆、食少久泄、水停消渴、赤白帶下、小兒疳積。

醬爆雞蛋扁豆

食材

扁豆、雞蛋、薑、蒜、紅油豆瓣醬、鹽

食譜

1. 扁豆洗淨擇去老筋，斜切成段；薑、蒜切小片；雞蛋打散，滴入幾滴料酒和幾滴清水。
2. 鍋入少許油，將雞蛋炒至基本凝固後關火，用鏟子鏟成小塊。
3. 另起鍋入油，爆香薑蒜，倒入扁豆，翻炒至顏色略微變深，調入適量醬料翻炒。翻炒至基本熟透，中途可加少許水。扁豆炒熟後倒入炒好的雞蛋，翻炒均勻即可，根據口味加鹽。

脾胃好，女人氣色好

女人最重要的就是氣血。胃將食物消化送入小腸，小腸進一步消化後，將其轉化的營養精華送入脾，由脾精選，最後如營養精華即為人體所需之氣血。

脾為氣血生化之源，女人由氣血造就。由於女人的氣血相對男性來說不足。若脾虛，氣血就會更虧虛，生活中，經、孕、乳、產都會大受影響。因此，脾即為女人之根本。通常情況下，脾虛分成兩種類型：脾胃虛弱、胃強脾弱。

❶ 脾胃虛弱

此類患者通常身材瘦小、面色發黃，從小脾胃不好，月經來得較晚，經量較少，房事不佳，記憶力不好，工作效率低，懷孕困難。

此類患者每天上午九—十一點脾經旺盛時，按摩脾經、胃經約半小時即可改善。並配合一碗五行益壽養心粥，連續一個星期，面色就會紅潤，胃口變好。不能挑食，果蔬、雜糧等都要適量攝取。調理約半年，精神就會大增，工作效率也提高，還有一定的豐胸之功。

五行益壽 養心粥	
食材	紅棗、蓮子各二十粒、葡萄乾、乾黃豆各三十粒、黑米適量
食譜	一同放到鍋中熬煮至熟。若沒有時間熬粥，可以將上述材料研磨成末，用開水沖泡成糊狀，有同樣效果。

❷胃強脾虛

胃強脾虛，是指無法將吃入的食物轉化為氣血，不能被消化的食物就會變為脂肪堆積，顯得肥胖、臃腫。此外，這類人身上的肉鬆軟，還會出現黑眼圈，屬於典型的脾虛肥胖。常精神不振、總是想睡、渾身無力、氣短心悸，走不了多遠就會頭暈、眼花、氣喘吁吁。

患者常感到身體、精神非常疲憊。胃強脾虛的女性患者的乳房會逐漸萎縮、易閉經、難懷孕，易患卵巢囊腫，貪睡，睡著後呈側蜷縮姿勢，久而久之，就會出現動脈硬化、三高。

此類患者每天上午八點，即胃經當令時，在脾經、胃經上找痛點、硬結處，重點按摩。每天晚上九點，即三焦經當令時，進行脊柱調息法五次。調理半個月，上述症狀就能改善。

小兒脾胃虛弱，生長受影響

小孩生下來，脾胃是第一個經受壓力和考驗的系統，也是第一個要鞏固的系統。脾胃好了，其他系統才有充足的供給。

兒科專家萬全在《幼科發揮》指出：「小兒脾常不足，尤當調理，調理之法，不專在醫，唯調乳母，節飲食，慎醫藥，使脾胃無傷，則根本固矣。」還指出，「胃主受納，脾主運化，脾胃壯實，四肢安寧，脾胃虛弱，百病峰起」。故提出「調理脾胃者，醫中之王道」的觀點，並強調強脾胃宜調乳母、節飲食、慎醫藥，並取中和之道。

所謂「脾常不足」，是指小兒稚陰稚陽之體，臟腑嬌嫩，形氣未充，脾胃薄弱的生理狀態。古代兒科鼻祖錢乙及後來的兒科大家萬全，提出並完善了小兒五臟有餘不足之說（即脾常不足，肝常有餘；心常有余，肺常不足，腎常不足），高度概括了小兒五臟特點。

如萬全在《幼科發揮》云：「肝常有餘，脾常不足，此卻是本髒之氣也。」脾胃為後天之本，「飲食自倍，腸胃乃傷」，小兒時期處於生長發育階段，對水穀精微需要迫切，如脾胃功能不足、運化無力，而生長發育迅速，對水穀營養的需求又高，加之餵養方法不當、飲食過量與不足，或先天稟賦不足等，皆能造成脾胃功能失調，因此失調所致疾病，在兒科臨床上頗為多見。臨床上，小兒之病以外感之邪，內傷飲食居多，然而內傷外感諸病的發生也往往與脾胃有關，故此認為脾胃不足，亦是兒科疾病發生的重要原因。

小兒脾胃虛弱可能表現有濕疹、黃水瘡、鵝口瘡、黃疸、手腳潮濕，這是表徵。還會引起便祕、腹瀉、痰多咳嗽，這是內症。脾胃虛弱的症狀還有盜汗、發育遲緩（特別是肌肉不多）、肥胖、睡覺不寧、露睛。脾胃虛弱的直接問題是消化不良、吸收不好，如缺鈣會引起的佝僂病、盜汗、易驚等問題，是脾胃虛弱造成吸收不好。

在強健脾胃方面，西醫基本沒有什麼方法，中醫就是日常養護及食療。

❶**食粥養脾胃**。脾胃虛弱的寶寶要先調養，經常吃些山藥、大米、蓮子、大棗、小米、胡蘿蔔等食材煮的粥。山藥是健脾的好食材，常吃無妨。脾胃調養好了，營養易吸收。如果一味補充各種高營養的肉食，寶寶無法吸收，反而會出現不愛吃飯的情況。

	食材	方法
蓮子山藥粥	蓮子三十克、山藥八十克、粳米五十克	將蓮子去心，與山藥、粳米、水共煮粥食用。此方適用於消瘦、食欲不振的脾胃虛弱患兒。
紅棗小米粥	紅棗十個、小米三十克	1. 將小米清洗後，放入鍋內用小火炒至略黃。 2. 加紅棗及水適量，用大火燒開後再改用小火熬成粥。
麥冬沙參扁豆粥	沙參、麥冬各十克、扁豆十五克、粳米五十克	將沙參、麥冬加水煮二十分鐘取汁，用此汁液與粳米、扁豆共煮粥食用。

❷ **不吃冷食**。生冷食物傷脾胃，不要給寶寶吃冷飲、冰棒、雪糕等，應吃接近體溫的溫熱食物。

❸ **捏脊健脾胃**。捏脊療法對脾胃虛弱的寶寶尤為適宜。捏脊時，將手法作用於寶寶後背的脊柱及兩側，脊柱屬中醫督脈，主一身之陽，捏脊可調理陰陽、健脾補腎。

操作時，家長以雙手食指輕抵寶寶脊柱下方長強穴，向上推至脊柱頸部的大椎穴。同時雙手拇指交替在脊柱上做按、捏、撚等動作，共捏六遍。第五遍時，在脾俞、胃俞、膈俞做捏提手法。六遍結束後，用兩手拇指在寶寶的腎俞穴輕抹十下即可。

❹ **脾胃虛弱可外用臍療**。脾胃虛弱的寶寶愛腹瀉，這種腹瀉並不需要過多的口服藥物干預，可以通過外用有丁香和肉桂成分的丁桂兒臍貼調理。丁桂兒臍貼的中藥成分具有健脾溫中的作用，針對脾胃虛弱的小朋友，一般一次一貼就能起到強健脾胃的作用。如果寶寶由於著涼或吃壞引發拉肚子，可以一天一貼，連續使用三天效果比較明顯。

CHAPTER 2

讀懂這些信號，胃病及早知道

口味異常，胃有異常

中醫認為口腔出現的異常味道，是臟腑功能失調的表現，詳述如下。

- **口甜**：自覺口內發甜，喝白開水也覺得甘甜，多由脾胃熱蒸或脾胃氣陰兩虛引起。脾胃熱蒸者常伴有口乾欲飲、多食善饑，或唇舌生瘡、大便乾、小便黃、舌紅苔黃而燥等，應清胃瀉火。脾胃氣陰兩虛者常伴有不思飲食、口乾欲飲不多、神疲乏力、脘腹作脹、便祕等，宜補脾益氣、養陰生津。
- **口酸**：自已能聞到有酸氣，是脾胃虛弱或飲食過量，以致飲食停滯的結果。如果還伴有口苦燒心、兩肋疼痛，這是肝經有火造成肝胃不和的結果，應瀉火。
- **口辣**：口內常覺辛辣或舌體麻辣，常由肺熱或胃熱引起。肺熱者常伴有鼻咽乾燥、咳吐黏稠黃痰等症狀，宜清肺瀉熱。胃熱者常伴有口舌乾燥、消穀善饑、胃脘灼熱、大便燥結等症狀，宜清胃瀉火。
- **口淡**：嚐不出物的滋味，多發生在大病後，特別是嚴重消化道疾病之後，導致脾胃虛弱引起吃飯不香，多吃點東西則覺得胃部脹滿、大便常稀等症狀，治療應健脾和胃。

- **口鹹：**多主腎虛，往往伴有腰痠腿痛、夜尿頻多、全身無力等症狀，應分清腎陰虛、腎陽虛後再補腎。
- **口膩：**指口舌黏膩、滯澀不爽，甚至食不知味，多由寒濕困脾而引起。常常伴有不思飲食、胃脘滿悶、肢困乏力、大便溏薄、小便不利、舌體淡胖、苔白膩水滑、脈濡緩等，宜健脾燥濕、芳香化濁。
- **口苦：**由於肝氣鬱結化熱，脾胃濕熱薰蒸肝膽所致，往往兼有面紅、頭痛、目赤、腹脹腹痛、小便色黃等症狀，應清肝利膽。

鼻頭變色，脾胃失調

「面色」不僅是臉上的顏色，還反應健康狀況。中醫認為肺開竅於鼻，而胃經起於鼻部。因此，脾胃的經脈與鼻竅也是相連的。

脾胃功能失調，導致水穀精微無法上輸濡養鼻竅，而引起鼻腔乾燥，有時還會引起嗅覺失靈、流清鼻涕、鼻子出血等問題。多是脾胃虛弱、氣津不足、脾氣不能攝血或肺虛火上沖鼻竅所致。

- **如果鼻頭發紅，代表脾胃有熱證。**鼻頭的部位主脾，鼻頭的兩側鼻翼主胃。整個鼻頭包括鼻翼都發紅，說明有脾胃熱證，而且是實熱。根本原因在於脾的運化能力不足，使食物蓄積滯留於胃，食物積久化熱、化腐所致。這樣的病人往往特別能吃。胃的功能是消化飲食，如果胃有火，往往表現為「消穀善饑」，就是特別能吃，吃完一會兒就餓。對這類病人應根據具體情況治療，若是實熱就清胃瀉火，虛熱則養陰清熱。
- **如果鼻頭發青並伴有腹痛，也說明脾胃功能不好。**青色為肝木之色，肝氣疏泄太過，橫逆沖犯脾胃，會影響脾胃的消化功能。
- **如果鼻頭出現青紫色，說明脾胃有氣滯血瘀，是病情嚴重的標誌。**漢代醫家張仲景所寫的《金匱要略》曾說「鼻頭色青腹中痛」，就是鼻頭顏色發青發紫，人就肚子疼。還說「苦冷者死」，就是病人還有怕冷的症狀，這病情就比較嚴重了。
- **鼻頭最忌諱出現黑色。**青黑色不論出現在臉上哪個部位，一般來說都是病情危重的標誌，需要足夠重視，及時就醫。

脾胃有熱者可按摩足三里穴（見P.308圖），每次五分鐘，每天二～三次。同時配合按摩胃經的內庭穴（在足第二趾、第三趾趾縫之間）效果更佳。

臉色蠟黃，脾胃虛弱

黃皮膚是華人的重要特徵。不過，黃色有正常的黃，也有病理的黃。正常黃色應當是明亮、潤澤、含蓄的，並有紅色摻雜其間。如果黃色太過、不及、一色獨顯，或與青黑等顏色一起顯現，那就是病色。中醫認為出現病色的黃，首先要考慮脾胃出了問題。

脾胃負責運化水穀，人吃飯、喝水以後，就是通過脾胃消化、吸收精華，轉變為氣血，所以脾胃是「氣血生化之源」。脾一旦有毛病，吃進去的飯、喝進去的水不能正常運化，無法供給五臟六腑營養。於是血液減少了，結果就是臉色變白、變黃。

臉色發黃原因很多，一般脾虛就會表現出臉色發黃。若不及時治療，皮膚會越來越黃，變成「萎黃」，看起來特別嚇人，人會慢慢消瘦。

與萎黃相反的是黃胖，即面色發黃且有虛腫。這種表現一般源於兩種情況，一是既有脾虛又有濕邪，二是體內有寄生蟲。

比起萎黃和黃胖，黃疸要嚴重得多。黃疸屬於一色獨顯，又是病色太過，病人往往臉黃、身體黃、尿黃，連眼白都是黃的。很多肝病患者都會出現黃疸，如急性病毒性肝炎、慢性肝炎、肝硬化、肝癌等。

臉色黃一般代表虛症或濕症。所謂虛症，即脾胃虛弱，濕一般也和脾有關係，脾虛可以生濕，濕氣重也會影響脾。面色淡黃、枯槁無澤，多屬脾胃虛弱、化源不足、氣血虧虛；面黃而虛浮，為黃胖，為脾氣虛弱、水濕內停之候。黃而泛紅，為濕熱。淡黃而兼脘腹冷痛，多為中焦（脾胃）虛寒。黃而皮膚乾枯、肌肉瘦削，多為胃陰虛。

臉色蠟黃，脾胃虛弱者，可服用中成藥治療；也可食療調理，多進食宜食食物，具有補脾益氣、醒脾開胃消食的食品，也能取紅棗、白術、乾薑、雞內金煮汁煎服，效果較好。

耳鳴目眩，脾胃虧損

中醫認為人體全身經脈相通，息息相關。五臟六腑之精氣皆注於目、十二經脈氣血皆匯聚於目。肝腎虧損、脾胃虛弱、氣血瘀滯、勞心傷神皆累及於目。

脾胃不好易氣血不足，影響肝。肝開竅於目，目之所以能看東西，全賴肝血濡養，而脾胃又是氣血生化之源，脾主統血，所以肝血是稟受於脾胃的。脾胃不好，肝鬱氣滯，肝鬱會化火，會阻滯氣血順暢運行。首先傷及眼目，眼乾澀，視力減退，這是典型的血不養目、血分過燥導致的，導致眼睛乾澀、視物模糊、眼睛紅腫、眼瞼下垂等問題，並伴有食欲不振、大便稀薄、舌淡、脈緩弱無力等症。多與脾氣不足、清陽不升、目失所養有關。

所以，若想擁有明亮有神的眼睛，除了要注重全身調理，以防脾胃肝腎虧損、氣血瘀滯等累及於眼，也要注意日常用眼衛生和保健。

脾胃虛弱會導致腎氣不足，腎開竅於耳。《靈樞・脈度》指出：「腎氣通於耳，腎和則耳能聞五音矣。」腎是先天之本，離不開後天之本脾胃的滋養，如果脾胃虛弱，氣血生化乏源，腎精必虧，耳竅失養，就會出現耳鳴、耳聾等問題。所以當腎虛引起耳鳴時，也該考慮調養脾胃。

手腳冰涼，脾胃虛寒

天一冷很多人會手腳冰冷，尤其是女性朋友。中醫認為，手腳冰涼可能是脾胃虛寒引起，常與脾陽虛有關。脾胃是氣血生化之源，長期脾胃虛寒，運化不足，陽氣不易滋生，難以輸送至四肢末端，就會手足不溫。患者同時兼有氣弱少神、臉色黃、胃口不好等症狀。治宜溫中健脾，脾胃虛寒、手腳冰涼可以用附子理中丸調節。

附子歷來被稱為「百藥之長」「回陽第一要藥」，生長週期來看，冬至栽種，夏至收穫，已秉足天地一歲之全陽之氣，心為純陽之劑，大辛，大熱之品。大補陽氣，還能散寒，治療陽虛、陽脫必需之藥。理中丸，理脾胃、調理脾胃的意思，由於脾胃虛寒，脾不能升清，胃不能降濁，脾胃為氣機升降之中樞，調理中樞使中樞正常運轉。

☑**處方來源：**漢，張仲景《傷寒論》理中丸加附子。

☑**藥物組成：**附子（制）一百克，黨參二百克，白術（炒）一百五十克，乾薑一百克，甘草一百克。

☑**方解：**本方由五味藥組成，用於脾胃虛寒證，症見脘腹冷痛、嘔吐泄瀉、手足不溫。

方中附子、乾薑大辛大熱，溫中散寒共為主藥；黨參甘溫入脾，補氣健脾為輔藥，白術健脾燥濕為佐藥；甘草緩急止痛，調和諸藥為使藥。全方合用，可使寒氣去，陽氣複，中氣得補，共奏溫中健脾之功。

☑**主治：**用於脾胃虛寒，脘腹冷痛，嘔吐泄瀉，手足不溫。用於治療胃、十二指腸潰瘍，脾胃虛寒證、胃神經官能症，嘔吐、腹瀉、急性胃腸炎、腸炎、結腸炎、腸癰，吐血、便血、子宮功能性出血、肌衄（過敏性紫癜），風心病、肺心病、竇性心動過緩等。

☑**方解：**制附子大補陽氣，散寒，附子大辛，大熱。好的附子片用舌舔一下，舌會有麻的感覺。有老中醫說，服藥後口唇有麻木感，說明附子的用量足了，可以暫停服藥，再服有中毒的可能。黨參，在傷寒論中都是用人參，現已改為黨參，黨參健脾益氣，有益於中焦氣機的升降。乾薑，是生薑乾燥所得，因為其色白，又稱為「白薑」，與生薑相比，乾薑的溫熱之性比生薑要厲害，但仍具有降胃氣、止嘔吐的作用。乾薑與附子同用，溫陽散寒之力大增，「附子無薑不熱」，就是說單用附子其溫熱之藥力大減。甘草在這裡應為炙甘草，具有健脾益氣的作用，兼具調和作用。

總的說來，附子理中丸具有溫陽散寒、健脾益氣、恢復脾胃升降功能的作用。

☑**適用證：**適用於陰寒體質，陽熱體質禁用。舌青，滿口津液，脈息無神，其人安靜，唇口淡白，口不渴，即渴而喜熱飲，二便自利者，神疲，面色白，肢冷，脈軟，尿清，便溏。

另外，手足冰涼者應常用熱水泡手、泡腳，加花椒、陳皮各十五克煎水浸洗效果更佳。

食欲不振，胃是病根

中醫學認為胃主受納，脾主運化。就是說一個人吃多吃少、消化吸收的好壞，與脾胃功能密切相關。因此，如果突然出現無明顯誘因且持續時間較長、不易恢復的食欲不振並伴有其他症狀時，可能是某些脾胃疾病的早期信號。

若伴有噁心嘔吐、上腹飽脹不適、時有疼痛、頻繁反酸、噯氣等，可能為急慢性胃炎或潰瘍。若伴有噁心嘔吐、厭油乏力、肝區疼痛或不適等，可能為病毒性肝炎。若伴有消瘦乏力、噁心、腹瀉、皮膚乾枯、面色灰暗等，可能為肝硬化。若伴有發熱、乏力、營養不良、短期內消瘦等，可能為惡性腫瘤如胃癌、肝癌等。

❶ **飲食宜忌**。宜食豌豆、大頭菜、茼蒿、豇豆、青椒、苦瓜、雞腿菇、白蘿蔔、韭菜等蔬菜。宜食黃花魚、草魚等肉類。宜食李子、葡萄、荔枝、獼猴桃、山楂、檸檬、榴槤、梨、西瓜等水果。

忌食生冷食物，如菠菜、芹菜、冬瓜、紅小豆、冷飲等。忌食鴨肉，少食紅糖，忌暴飲暴食，忌菸忌酒。

	懷山藥粥	糖漬檸檬
備料	懷山藥六十克、大米一百～一百五十克、鹽少許	鮮檸檬五百克、白糖二百五十克
方法	1. 懷山藥去皮、洗淨切片。大米淘洗乾淨。 2. 材料一同入鍋，加入適量清水共煮，大火煮沸後轉小火慢熬，待粥熟爛後，加適量鹽調味即可。	1. 檸檬洗淨去皮、去核切塊。將檸檬塊與白糖拌勻，加適量水浸漬一日。 2. 浸漬好的檸檬塊連湯倒入鍋中，用小火熬煮，直到水分快乾時停火。 3. 待其冷卻後，加入少量白糖，裝瓶備用，可經常食用。
效果	懷山藥健脾胃、益腎經，大米健脾養胃。此方具有健脾益胃、補腎固精的作用，善治食欲不振、小兒消化不良等症。	此方生津止渴、開胃、安胎。善治食欲不振、口乾消渴及妊娠食少、嘔噁等症。

名稱	材料	做法	功效
涼拌三片	番茄、胡蘿蔔、黃瓜各一百克，鹽、醋、味精、香油各適量	1. 番茄洗淨，去皮切片；胡蘿蔔、黃瓜洗淨，切菱形片。 2. 三片碼盤，淋上用鹽、醋、味精、香油調成的料汁即可。	可養陰益胃、健脾消食，善治食欲不振、口乾胃熱等症。
寶藕粉	藕粉、白茯苓、白扁豆(炒熟)、蓮子肉(留心)、川貝母(去心)、懷山藥(炒黃)、奶粉各一百二十五克，蜂蜜適量	1. 將蜂蜜以外的七味原料共研細末。 2. 每次二十克，沸水沖調，再加蜂蜜調勻即可。	益胃健脾、益氣血、清虛熱。藕粉性溫味甘，有益胃健脾、養血補益、止瀉功能。白茯苓利水滲濕、健脾、化痰、寧心安神。蓮子具有補脾、益肺、養心、益腎和固腸等作用。

噁心嘔吐，疑為胃症

反胃，主要為脾胃虛寒、胃中積熱、痰濁阻胃或瘀血阻絡等，影響胃氣通降下行，宿食不化而成。食後脘腹悶脹、宿食不化、朝食暮吐、暮食朝吐為主要臨床表現的病症。多由飲食不節、酒色所傷，或長期憂思鬱怒，使脾胃功能受損，以致氣滯、血瘀、痰凝而成。又稱「胃反」「翻胃」。噁心反胃的主要病因如下。

❶ **急慢性胃炎導致的反胃嘔吐**。急性胃炎常見症狀為起病急，上腹疼痛，常伴有噁心、嘔吐及食欲下降。嚴重者可有發熱、脫水，甚至上消化道出血。慢性胃炎起病緩慢，多有進食後上腹部不適或疼痛，往往是無規律的陣發性或持續性疼痛。可伴有食欲不振或厭食、噁心、嘔吐、腹脹、噯氣等症狀。

❷ **胃潰瘍導致的反胃嘔吐**。胃潰瘍臨床表現為三個特徵。

- 慢性過程：少則幾年，多則十餘年或更長。
- 週期性：病程中常出現發作期與緩解期交替出現。
- 節律性：疼痛表現為餐後痛，餐後半小時疼痛開始，至下一次餐前消失，周而復始。

胃潰瘍主要表現為腹痛，伴或不伴嘔吐、噁心、反酸、噯氣等症狀。因此，如果患者經常表現為嘔吐、噁心、反酸等症狀伴周而復始的胃部疼痛，則有可能患有胃潰瘍。

❸ **幽門梗阻導致的反胃嘔吐**。潰瘍病發生幽門梗阻主要有以下表現：上腹飽脹，進食加重，合併有厭食或畏食。反覆嘔吐，嘔吐物為隔夜或隔餐宿食，有酸腐味，無黃綠色膽汁。嘔吐後腹脹可以減輕，有時表現為「朝食暮吐，暮食朝吐」。長期嘔吐及不敢進食，可造成營養不良、脫水及電解質紊亂，表現為消瘦、疲乏、皮膚乾燥彈性差等。

當然，會引起噁心嘔吐的原因還有很多，比如咽炎、扁桃腺炎、肝炎、膽囊炎等消化道炎性疾病。另外，噁心嘔吐還可能是中毒及藥物不良反應。比如吃了變質的食物或含有農藥的食物後，首先反應都為噁心嘔吐。還有些藥物會讓人產生噁心嘔吐的不良反應，比如避孕藥。

噁心嘔吐的原因還可能是中樞神經系統疾病，腦部受傷、顱內壓增高、頭痛、偏頭痛都容易使人產生噁心嘔吐的情況。

噁心嘔吐的原因很多，患者需要根據症狀判斷是哪種原因引起的，以便做適當處理。如果是疾病性引起的，建議及早就醫。

燒心反酸，胃酸過多

很多人都有反酸燒心的經驗，卻很少有人了解原因。

引起反酸燒心的原因很多，通常是生活和飲食不規律導致的。近年飲食結構發生變化，壓力加大，不規律的生活造成反酸燒心的患者越來越多。比如，經常加班熬夜，晚餐吃得過晚過飽，攝入過多的脂肪、酸、甜和辛辣的食物，以及像糯米等黏食……，都會造成反酸燒心。

反酸燒心的根本在於胃酸過多，導致胃酸液從胃部往上返到食管，甚至喉嚨，導致喉嚨、食管到胃都火辣辣的難受。所以反酸燒心時，不僅胃部不適，食管和喉嚨都會不舒服。臨床上，反酸燒心是胃食道逆流的典型症狀，因此出現症狀時，要及時治療，以免影響工作和生活。

有反酸症狀的人要注意：學會放鬆心情，避免精神緊張，生活要有規律；應減少進餐量，肥胖者減肥；儘量不吸菸，不喝酒及含酒精或咖啡的飲料，不喝濃茶；避免進食柑橘類水果、巧克力、薄荷、油膩食物、洋蔥和辛辣食物；放鬆腰帶，飯後二～三小時不要躺下或上床睡覺；墊高床的上部，使胃內容物不易反流入食道；避免服用阿司匹林、布洛芬、吲哚美辛、保泰松及皮質激素類藥物；如出現規律的上腹部疼痛（饑餓時或進餐後）或嚴重燒灼感，應就醫。

胃酸過多會在胃內發生腐蝕作用，出現吞酸、反胃、吐酸的現象，甚至造成胃潰瘍或十二指腸潰瘍的嚴重後果，不可忽略。治療一般用複用鹼性藥物，如小蘇打等，但中和效用只能暫時相安，不久胃酸又要分泌過多；若用鹼性藥反覆中和，更會引起胃酸大量分泌，無異火上加油。另外，也有人加入甘草汁飲用，但近來發現服用過多甘草汁，會有血壓升高與尿量增加的副作用，所以還是不用較佳。下面介紹幾種較安全的療法。

☑《本草綱目》記載，紅茶「能開胃健脾消食」，有調和及收斂酸分泌過多的作用，綠茶對輕微泛酸者很適用。

☑牛奶為胃酸患者最適宜的食品，兼吃米粥和麥粥更佳，能達到制酸的效果。

☑可服用開胸順氣膠囊，該藥主要成分為檳榔、牽牛子（炒）、陳皮、木香、厚朴（薑制）、三棱（醋制）、莪術（醋制）、豬牙皂。能行氣止痛，增強胃動力，有效抑制胃液和胃酸的分泌。

☑胡蘿蔔也可治胃酸過多症，因其為鹼性食物，汁多味甘，有中和作用。

☑一切的豆類都有制酸作用，其中以黃豆最佳。

☑喝普洱茶對較嚴重的吞酸患者有很好的治療效果，《本草綱目》記載，普洱茶能開胃、散風寒、溫中、治反胃。

胃酸過多者飲食有五忌。

☒忌冰凍和過熱飲食。飲食溫度適中，飲茶、湯不宜過熱。

☒忌吃多量味精、酸辣及過鹹的食物。飲食以清淡為主，味重會刺激胃酸分泌，少量的生薑和胡椒可暖胃和增強胃黏膜的保護作用。

☒忌太葷、太油和煎炸的食物。飲食以易消化食物為主，肉類炒煮要熟，蔬菜不要半生。

☒忌飲食沒有節制。宜少吃多餐，避免饑餓疼痛，若疼痛時可吃一兩塊蘇打餅乾。

☒忌飲酒和咖啡。特別是酒，對胃刺激過大，會使潰瘍惡化。

便祕不通，腸胃熾熱

便祕又稱「大便難」，指大便祕結不通、糞質堅硬、排出困難的病症。一般而言，如果一週內排便次數少於二～三次，或二～三天才排便一次，糞便量少且乾結，視為便祕。但有少數人平素一貫是二～三天才排便一次，且大便性狀正常，此種情況不應認為是便祕。

健康人的排便習慣可明顯不同，如對一組健康人調查結果表明，每天排便一次者約占六〇%，一天幾次者占三〇%，幾天一次者占一〇%。因此，有無便祕必須根據本人平時排便習慣和排便有無困難做出判斷。對同一人而言，如排便由每天一次或每兩天一次變為兩天以上或更長時間時，應視為便祕。

中醫上，由腸胃積熱、津傷液耗所致的便祕，稱「**熱秘**」。由陰寒固結、陰虛不運所致的便祕，稱「**冷秘**」。由氣機壅滯所致的便祕，稱「**氣秘**」。由氣虛血少、腸燥便結或推動無力所致的便祕，稱「**虛秘**」。臨床上均以排便困難、糞質乾燥及排便時間延長為主症。熱秘者，兼口臭唇瘡、口乾、舌苔黃燥；冷秘者，常見四肢不溫、腹中冷痛；氣秘者，常兼胸腹脹滿、矢氣頻作等；虛秘者，可見神疲乏力、排便無力、面色萎黃等症。

便祕者應注意以下幾方面。

❶ **糾正不良飲食習慣**。多食粗纖維含量高的食物，多飲水。粗纖維能軟化大便，增加糞便量，刺激結腸蠕動，加快結腸轉運。便祕患者定時口服少量的小麥麩皮，是一種有效又價格低廉的療法，但不適用於腸道有器質性狹窄者。飲水量應每日三千毫升，且不宜多飲茶或含咖啡的飲料，以防利尿過多。經上述治療，因飲食及生活習慣改變所致的便祕常能迅速緩解。

❷ **糾正不良排便習慣**。忽視便意是女性便祕患者中常見的現象，作者統計可高達三三%。其中多因早晨忙於家務、急於上班來不及上廁所，部分則為工作中不便離開崗位而強忍便意。經常忽視便意將影響正常排便反射，導致便祕。坐在馬桶上看書報是另一種不良習慣，不利排便反射的連續進行。

不習慣坐式馬桶者，改為蹲位較有利，因蹲位時肛管直腸角增大，更有利於糞便通過。習慣長期服用瀉劑排便者，應立即停止使用，在醫生指導下恢復正常排便習慣。

❸ **養成良好的生活習慣**。生活起居要有規律，積極運動，保持樂觀的精神狀態，也可有助於改善消化道的功能。

從中醫學的角度來看，慢性便祕證主要有津液不足、氣機鬱滯、脾腎雙虛三症。

津液不足症

原因：多由產後失血、發汗利小便或數下傷陰、恣飲酒漿、過食辛熱，致腸道燥熱，或感受風熱燥火之邪，或傷寒熱病傷津，或素體陽盛、飲水不足、血虧陰虛，皆可導致腸道津液不足，失去對糞便後的濡潤滑利，形成津液不足便祕症。

特點：排出澀滯，糞塊成塊，色多褐黑，味臭量少，三～五日一行，伴有口臭唇瘡，舌乾口燥，頭昏頭痛，小便短赤，心煩易怒，五心煩熱，心悸失眠，消瘦貧血，食少腹脹，舌紅少津，脈象細數等。前人所謂陰虛、血虛、津竭、陽結便祕，最終皆導致津虧液損，因津液不足而糞結，故皆可歸之於津液不足症。

氣機鬱滯症

原因：多由情志不舒，悲傷憂思，忽視定時排便，久臥少動或久臥病床，進食過少，致氣機鬱滯，不能宣達，傳導失職，糟粕內停而成。痔瘺、肛裂患者，久忍大便不泄，致通降失常，亦是形成本症的常見原因。

特點：「氣內滯而物不行」。糞便雖不結燥，但排出困難，雖感腹脹，肛門下墜，但蹲廁後無糞便，或排不乾淨，或排出後仍感墜脹。伴有胸脅痞滿，納食減少，頭重昏悶，倦怠身困，腹脹腸鳴，屁多，暖氣，苔多薄膩，脈象弦大等。肺失清肅，胃失和降，肝失條達，脾失運化，俱能導致氣機鬱滯。濕困中焦，風中大腸，亦可使所化失於宣達，傳導遲緩，而為便祕。前人所謂氣秘、風秘、濕秘，多屬此證。

脾腎雙虛症

原因：多由久服瀉劑，苦寒作脾，房勞過度，精虧腎虛，致脾虛氣弱傳送推導無力，腎虛精耗不能蒸化津液、溫潤腸道，使糞便當出不能出而成。

特點：糞蓄腸間而無便意，雖有便意而努掙乏力，便出十分艱難，排時汗出短氣，便後疲乏不堪。伴有頭眩耳鳴，氣喘心悸，腰酸背痛，腹脹喜暖，小便清長，納呆食少，排便需長期依賴瀉劑，不服瀉劑就數日不行，舌淡苔厚膩，脈虛等症。

中醫學對治療便祕向來強調從整體出發，針對病因，調節飲食、情志，遵照「保胃氣、存津液」的原則，合理用藥。反對濫用瀉劑，傷氣耗液。張仲景在《傷寒論》反覆強調，陽明病有大病，並非都可寒下，若腸中津液虧耗，此時大便雖硬亦不可攻，只宜外導或潤下通便。

調節飲食起居是便祕的基本治療方法。中醫非常重視便祕的飲食療法，主張便閉症狀一旦解除，即應以「穀肉果菜，食養盡之」。常用的食物有：黑芝麻、胡桃仁、柏子仁、松子仁、郁李仁、杏仁、土瓜根汁、葵子、阿膠、蜂蜜、牛奶、牛酥、羊酥等，這些食物性滑質潤、營養豐富，尤適合老人、產婦、兒童。絕大多數習慣性便祕者通過合理的飲食起居、增加活動量，都能恢復正常排便。

辨證用藥是中醫治療慢性便祕的最大特點，反對見祕便瀉的單純處理，這樣才能靈活妥帖、無後遺諸症，常用的治療方法如下：

❶**「增水行舟」法**。即滋陰養血，增液潤腸法。《醫宗必讀》說：「老年津液乾枯、婦人產後亡血及發汗利小便，病後血氣未複，皆能秘結，法當補養氣血，使津液生則自通。」並指出：「此類便祕誤用硝黃利瀉，多致不救，而巴豆、牽牛，其害更速。宜八珍東加蘇子、橘紅、杏仁蓯蓉，倍用當歸。」

❷**「理氣開祕」法**。即順氣行滯，升清降濁，開上竅，通下竅，「提壺揭蓋」之法。適應於氣機鬱滯便祕。前者多以六磨湯（檳榔、沉香、木香、烏藥、枳殼、大黃）為主方，但方中大黃損傷津液，大便更祕。

故當以局方蘇子降氣湯（蘇子、半夏、前胡、厚樸、橘紅、當歸、甘草、肉桂或沉香）為主方，可加萊菔子、栝樓、枳殼、杏仁。

❸**「益脾補腎」法**。即補益脾腎，培本通便法。腎主五液，脾主散精，腎在下而主氣化，脾居中而司運輸，津液充，氣化行，則大便調暢。脾失輸布過化，腎失溫煦滋潤，則大便祕結，故益脾補腎法是治療頑固性便祕的大法。

脾虛中氣不足，無力宣導大腸的氣虛便祕，可用補中益氣湯增當歸尾，加肉蓯蓉、威靈仙。腎陰虛中津虧可用六味地黃東加麥冬、懷牛膝、肉蓯蓉、黑芝麻。腎陽虛氣化失職可用濟川煎加半硫丸。

CHAPTER 3

一日三餐吃對了，胃也就不累了

護脾胃，從吃好飯開始

脾胃是生化氣血的功臣，因此必須重視保養。保養脾胃並不難，它們非常喜歡五穀雜糧。所以，想擁有健康的脾胃，先從吃好飯開始吧。

胃會將吃進去的食物篩選後送給小腸，小腸再把營養物質運送到脾臟，讓脾臟選擇。最後，脾臟精選出來的營養精華，就會化生為人體所需的氣血。

女性身體的氣血和男性相比是不足的。一旦出現脾虛的現象，氣血就會虧損的更加嚴重。月經和產乳都會影響到氣血。有些女性天生脾胃不好，並因為脾胃虛弱出現很多問題，常見的有記憶力下降、房事不濟、精神不振等。而後天出現的脾胃虛弱主要因為生活沒有節奏、不按時吃飯，或一頓吃過飽，一頓又餓著，經常吃一些垃圾食品、速食等，這些人幾乎忘記了五穀雜糧的味道，更不知道如何吃出營養和健康。

解釋一下，這裡說每天吃好，並不是說每天大魚大肉，雖然這些食物非常營養，但不代表就能調養脾胃。脾胃更傾向於清淡的食物，特別是五穀雜糧。所以建議大家要飲食均衡。

蛋白質、脂肪含量較高的食物也需要攝取，但是不能過量，也不能頓頓都吃高蛋白、高脂肪的食物，因為脾胃很難將這些食物消化掉。相信大家都有過這樣的感覺，一旦吃得過多，就會出現「呃逆（打嗝）」現象，還會有腐蝕味，這就是消化不良的典型表現，必會影響到脾胃。如今，我們吃的都是精製米麵，營養物質所剩無幾，難以滿足身體對營養物質的需求。因此，應適當吃一些粗糧，比如帶有胚芽的麵粉、小米、高粱麵等，經過適當的烹飪，味道也是很不錯的。

其實，把粗糧和其他食物搭配就非常完美了，不僅有助胃腸消化，還能加強脾胃生化氣血的功效。所以，吃得好，才能脾胃好。

所謂「吃好」，就是吃的東西能被身體吸收、利用，讓生命延續和發展。特別是女性，自身的特徵決定了不能用「節食」或「選食」的方法來吃食物，這樣非常容易營養不良。剛開始可能只是胃口變小、食欲不振，到最後甚至不想吃任何東西，而到了這一階段也會暴發疾病。所以，吃得好、吃得飽，讓脾胃得到保養，身體才能健康。

怎樣才算吃好早餐？

吃飯時間是很講究的，什麼時候該吃，什麼時候不該吃；什麼時候該吃什麼，什麼時候不該吃什麼，都應該遵循一定的規則。只有這樣，才能更好地調養脾胃。

早餐的最佳時間是七點。這時體溫開始上升、脈搏開始加快、交感神經逐漸活躍、消化功能也開始運轉、胃腸道處於甦醒狀態，能最高效地消化吸收食物中的營養成分，是早餐的最佳時間。

早餐應攝取約占一天總熱能的三〇％。在早餐能量來源的比例中，碳水化合物提供的能量應占總能量的五五～六五％，脂肪應占二〇～三〇％，蛋白質占一一～一五％。

現在上班族只喝一大杯牛奶、吃一個蛋便匆匆出門，殊不知如此搭配，蛋白質、脂肪的攝入量是夠的，卻忽略了碳水化合物。

科學的早餐應該結構均衡，蛋白質、脂肪、碳水化合物的比例應該在一二：二八：六〇，穀類食物所占比例是最大的。同時也要注意不能只吃穀類食物，比如饅頭、麵包等主食，或油條等油脂過多的食品。這樣攝入的澱粉、油脂過多，消化時間長，易使血液過久地聚積於消化系統，造成腦部血流量減少、腦細胞缺氧，整個上午頭腦昏沉、思維遲鈍。

另外要注意，早餐最好不要吃剩菜，因為蔬菜隔夜會產生亞硝酸鹽（被認為是一種致癌物質），對人體健康產生危害。早餐要儘量吃新鮮食物。剩餘食物一定要保存好，以免變質。

還有一個問題要提醒大家，上班族的早晨都是在匆忙中度過的，尤其是住處離公司遠的，早餐往往都在路上解決。社區門口、公車站附近賣的包子、茶葉蛋、早餐店等，是第一選擇，買上一份邊走邊吃，這種吃法對脾胃健康極為不利，同時也不利食物消化和吸收。建議如果選擇街邊食物作早餐，一要注意衛生，二是最好買回家或者到公司吃。

切記，不要因為忙碌而忽視早餐，早餐不吃，精力不旺，長期不吃早餐或不按時就餐極易誘發脾胃病和結石症，還可引起肥胖。

怎樣才算吃好午餐？

俗話說「中午飽，一天飽」，說明午餐是一日中主要的一餐。由於上午體內熱能消耗較大，午後還要繼續工作和學習。因此不同年齡、體力的人，午餐熱量應占每天總熱量的四〇%。

午餐的最佳時間是十二點半。這時身體能量需求最大，是午餐的最佳時間。此時，體內胃腸道的消化積極性遠不如早餐時，所以用餐時需要細嚼慢嚥，不能一邊盯著電腦一邊吃午餐。不僅容易發胖，營養也無法吸收。

主食根據三餐食量配比，應為：

一五〇～二〇〇克：可在米飯、麵製品（饅頭、麵條、大餅、玉米麵發糕等）中任意選擇。

二四〇～三六〇克副食：以滿足人體對礦物質和維生素的需要。副食種類的選擇很廣泛，如肉、蛋、奶、禽類、豆製品類、海產品、蔬菜類等，按照科學配餐的原則挑選幾種，相互搭配食用。一般宜選擇**五〇～一〇〇克的肉禽蛋類**、**五〇克豆製品**，再配上**二〇〇～二五〇克蔬菜**，也就是要吃些耐餓又能產生高熱量的菜，使體內血糖維持在高水準，保證下午的工作和學習。

中午吃飽不等於暴食，吃到八九分飽就可以。白領族、少勞力的工作人群在選擇午餐時，可選簡單一些的清燙莖類蔬菜、少許白豆腐、部分海產植物作為午餐的搭配。

図午餐兩忌

❶忌以碳水化合物為主，如吃了富含糖和澱粉的米飯、麵條、麵包和甜點心等食物，會使人感覺疲倦，工作精力難以集中。

❷ 忌以速食食品代替午餐，例如泡麵、西式速食等，這些食品的營養含量低。

☑午餐兩宜

❶ 宜吃蛋白質（蛋白質產品）和膽鹼含量高的肉類、魚類、禽蛋和大豆製品等食物。這類食物中的優質高蛋白可使血液中酪氨酸增加，保持頭腦敏銳，對理解和記憶功能有重要作用。

❷ 宜多吃些瘦肉、鮮果或果汁等脂肪含量低的食物，要保證有一定量的牛奶、豆漿或雞蛋等優質蛋白質攝入，可使人反應靈活、思維敏捷。

有個現象大家可能注意到了，那就是吃完午餐後極易犯睏，為什麼呢？這也和飲食有關。因為優質蛋白攝入過少，碳水化合物攝入過多，造成餐後反應性低血糖，乏力犯睏。這個現象是可以緩解的，給大家提點建議。

❶ 保證規律飲食，確保一日三餐，餐餐不缺，而且三餐間可以安排二～三次零食時間。這樣可以避免暴飲暴食，也可以保持一定的血糖水準，不致忽高忽低。

❷ 減緩身體對碳水化合物的吸收，方法是每餐要保證攝入一定的蛋白質（蛋白質食

品）和脂肪，在早餐中加入穀物、堅果，在午餐和晚餐中加入高蛋白的雞蛋或魚。

❸零食也要慎重選擇。放棄甜食，代之以更健康的食品，如堅果、乾果以及蔬菜（蔬菜食品）。

❹選擇全麥食品。白麵包比不上全麥麵包，甜餅乾比不上粗糧（粗糧食品）餅乾。前者含糖更多，而後者含纖維更多。選擇含有纖維更多的食品，同樣可以減緩糖分的吸收。

怎樣才算吃好晚餐？

合乎科學的晚餐，有利於健康、長壽，並遵循晚餐宜少不宜飽的原則。

晚餐最佳時間是六點半，最好在睡前四個小時，這是食物在胃腸道中完全消化吸收所需的時間。否則，帶著未消化的食物入睡不僅會堆積脂肪，睡眠品質也會受到影響。

晚餐熱量所占一日三餐的比例以二五％～三〇％為宜，再多不妥。晚餐應以清淡的素食為主。如果晚餐豐盛、葷食為主，偶爾吃一頓可以，每天則害多利少。因為膳食不但包括營養平衡，也包括酸鹼平衡。以清淡為主的晚餐符合這兩種平衡；而以葷食為主不但破壞了這兩個平衡，加上晚上沒有戶外活動，不是立即睡覺，大多也是坐下來看電視或讀書、看報等。如此胃腸難以消化含高蛋白、高脂肪的飲食，睡覺也不舒服。所以晚餐不但要少吃，而且應以素食為主。

研究證明，晚餐以葷食為主者，比以素食為主者的血脂要高二～三倍。所以，儘量以富含碳水化合物的素食為主，蛋白質、脂肪類食物則越少越好。因為素食可在人體內生成更多的血清素，有鎮靜安神作用，有利睡眠，對睡覺品質不佳或失眠者尤為有益。還應注意不能過飽，如晚餐攝入熱量多，可使體內脂肪過剩，血脂升高，影響大腦功能。

中醫認為胃不和，臥不安。晚餐過飽會讓胃腸負擔加重，其緊張工作的資訊不斷傳向大腦，使人失眠、多夢，久而久之容易引起神經衰弱等多種疾病。中老年人若長期晚餐過飽，反覆刺激胰島素大量分泌，會造成胰島B細胞負擔加重，進而衰竭誘發糖尿病。

同時，晚餐過飽，必然有部分蛋白質不能被消化吸收，在腸道細菌的作用下會產生有毒物質。加之睡眠時腸壁蠕動減慢，相對延長了這些物質在腸道的停留時間，有可能促進大腸癌的發生。

晚餐也不宜太晚吃，不少人因工作很晚才吃晚餐，餐後不久就上床睡覺。睡眠時血液流速變慢，小便排泄也減少，而飲食中的鈣鹽除了被人體吸收之外，餘下需經尿道排出。據測定，人體排尿高峰一般在進食後四～五小時，如果晚上八九點才進食，排尿的高峰便在子夜零點以後。此時睡得最香，高濃度的鈣鹽隨尿液在尿道中滯留，與尿酸結合生成尿酸鈣，與草酸結合生成草酸鈣，當其濃度較高時，在正常體溫下可析出結晶並沉澱、積聚，從而形成結石。因此，為了預防尿道結石，除多飲水外，還應早進晚餐，使進食後的排泄鈣鹽高峰提到睡覺之前，排一次尿後再睡最好。

晚餐更不能不吃。時下愛美的姑娘流傳「過午不食」，就是晚飯被省掉了。老話講得好「早吃好，午吃飽，晚吃少」，晚上少吃，但並不代表不吃。人體依靠每天攝入食物的各種營養，使身體更加健康。不吃晚飯可能會減肥，但同時會損害臟器的機能，尤其是脾胃。人體各臟器是相互牽制的，適當、合理的晚飯有益無害。

饑飽無常，胃臟遭殃

隨著工作節奏加快，符合營養要求的早餐已成為辦公室白領的奢求。調查研究中，只有少數人是有規律、按照營養要求吃早餐的，不吃早餐或胡亂塞幾口成為普遍現象。饑飽無常對胃傷害很大，饑餓時胃黏膜分泌的胃酸和胃蛋白酶很容易傷害胃壁，導致急、慢性胃炎或潰瘍發生。

《黃帝內經》云：「引入於胃，遊弋津氣，上輸於脾，脾氣散津，上輸於肺，通調水道，下輸膀胱，水津四布，五經並行。」說明食物在人體中被消化、吸收的過程及維持其正常運行的作用。很明顯，食物的主要功能在於提供人體各部分正常工作所需的營養和物質。一旦進食無規律、饑飽不分，五臟六腑能量不足，就會無法正常運作，引發身體的各種不適現象。

過度攝入食物也有很大危害，人在吃飽後會產生一種縮短壽命的化學物質，吃得越飽，這種物質產生得越多，危害也就越大。日本東京大學的研究表明，長期飽食使人罹癌的機率加大。同時，人體因攝取過多的食物無法消化、吸收，會使大量物質轉化為脂肪堆積在體內，使人發胖。而和肥胖相伴的還有高血壓、高血脂等病症，人體也就成了一個不定時炸彈，暗藏著不可預知的危險。

宋代官修方書《太平聖惠方》有句話：「安人之本，必資於食。」本，即根本；安人，即人始終保持健康狀態，從中醫理論來說，就是「元氣」充足。這句話就是說：「若想保持良好的生理狀態，就一定要安排好飲食。」無獨有偶，中國養生諺語中也有「寧吃頓頓稀，不讓一頓餓」，說的就是要按時吃飯，不要餓一頓、飽一頓，使身體運行失衡，造成不良的後果。

奉勸上班族，無論工作怎樣繁忙，都要儘量每餐定時定量。假如因為工作不能脫身而耽誤一餐時，可以事先準備牛奶、優酪乳、麥片等，到吃飯時解決饑餓問題。同時，還要儘量減少熬夜，讓自己每天都能神采奕奕，工作效率高，脾胃也不易損傷。

貪涼飲冷，脾胃虛寒

夏季，貪涼的人總喜歡把空調溫度定在攝氏二十度，甚至更低；從冰箱中拿出西瓜就吃，啤酒、飲料非冰鎮不可；冰棒、雪糕一根接一根……殊不知，貪涼飲冷是對脾胃的極大傷害。寒涼，中醫認為是陰性的，過於寒涼會使脾胃功能下降，造成脾胃虛寒。寒傷脾，常見的表現是舌苔白膩，輕則腹痛、腹瀉，重則噁心嘔吐。用西醫說，就是寒冷的東西會使胃腸道內溫度驟然下降，局部血液循環減慢，血流量減少，使胃黏膜快速收縮，導致胃腸痙攣，引發疼痛、腹脹、腹瀉。

家裡有寶寶的人更該注意，由於兒童自制力較差、飲食不知制節，加上脾胃功能較虛弱、寒溫不會自調，最易被飲食所傷。食涼則生冷，吃熱則生溫，很容易遭受寒涼之邪，積結腸胃，影響胃腸蠕動，時間長了就會形成便祕。

中醫上有種說法叫「冷積」，過去不多見，近年發病率卻越來越高。原因很簡單，隨著冰箱普及，很多孩子一年四季都可吃到冷飲。小兒患冷祕後，除了表現為大便乾，如算珠狀、羊屎狀外，大多患兒形體消瘦、面色萎黃或色青、畏寒怕冷、手足發涼，單純用瀉下的藥物大多效果不好，甚至無效。如果使用大黃、芒硝等瀉下的藥物，甚至還會加重病情。原因是大黃這一類藥物雖清熱、瀉下作用較好，但多為苦寒之品，而冷積便祕以後，胃腸道裡的陽氣較弱，再用瀉下藥物只能加重病情。

還有父母天天給孩子吃雙黃連、蒲地藍、板藍根之類的藥，美其名曰「不生火」，不知也是造成小兒脾胃損傷、冷祕發生的原因。因此，家長對孩子切勿過度治療和盲目用藥。

大人和孩子都應該少食生冷食物，特別是夏季。夏季天氣炎熱，雪糕、冰淇淋成了人們的最愛，但也最傷脾胃之陽，所以一定要嚴格控制，一是要少吃，二是最好不要空腹吃。如果因為過食冷飲出現不適症狀，可喝點薑湯緩解；如果噁心想吐，可以喝點藿香正氣水。吃冷飲時最好多在嘴裡含一會兒，以減少對脾胃的刺激。

狼吞虎嚥，腸胃病變

狼吞虎嚥似乎已成了上班族的通病，壓力讓上班族長期處於高度緊張狀態，吃飯好像僅是為了身體需要，所以速度非常快。實際上，這樣對健康是很不利的。

食物進入口腔後，要經過數道處理工序才會進入胃。看似簡單的「進食」，其實是在口腔、咽喉和食管的配合下完成的，而口腔的咀嚼動作就是進食過程中的重要環節。

咀嚼活動可以將大塊的固體切割研磨成細碎的食糜，混合唾液使食物變得柔軟、便於吞咽。食物中的澱粉在口腔內進行物理消化和化學消化，唾液中有消化澱粉的酶，咀嚼食物時間越長，就會被研磨得越小、越細，澱粉與唾液混合的時間就越長，就越能使更多澱粉初步消化為麥芽糖，大部分麥芽糖在小腸裡被消化吸收。

就餐時狼吞虎嚥，食物沒有與唾液充分混合，會嚴重影響食物中澱粉的消化。此外，由於食物在口腔內沒有充分咀嚼和攪拌，易損傷消化道黏膜，產生慢性炎症。另外，吃飯快，食物團塊體積大，易對食道和賁門等消化道產生較強的機械刺激，久而久之會引起消化道損傷，甚至癌變。

有醫學研究表明，狼吞虎嚥會誘發糖尿病。在人的大腦中樞，有控制食量的飽食中樞和饑餓中樞，如果吃東西速度快，明明攝取的食物已經足夠，大腦卻還沒收到飽食信號，所以在「不知飽」的情況下過快攝食，攝入熱量很容易超標。後果不僅是容易長胖，還會大大提高糖尿病的風險。

此外，吃飯快會導致胃腸結石。有位建築工人因為工作量較大，常常無法好好吃飯。某次因趕工幾口把飯吃完，不久肚子便開始脹痛，而後頭暈、噁心、嘔吐。掛急診後，醫師確診為胃腸結石。經由臨床診斷及影像檢查後接受手術治療，醫師發現患者小腸被胃腸結石以及飯菜塞住，經手術將結石順利取出，患者才逐漸恢復。

胃腸結石主要是因進食過快，導致食物在未完全嚼碎後吞下。若是富含纖維的食物，就有可能在胃腸消化時形成聚合球狀物，造成腸胃道阻塞。而細嚼慢嚥可以使唾液分泌量增加，唾液中的蛋白質進到胃以後，可以在胃裡反應生成一種蛋白膜，對胃起到保護作用。所以細嚼慢嚥的人，一般不易得消化道潰瘍病。

而且，人體的唾液腺在分泌唾液時，還分泌一種「腮腺激素」，這種腮腺激素可被機體重新吸收，進入血液具有抵抗機體組織老化的作用。細嚼慢嚥可以刺激唾液的分泌，在唾液分泌量增加的同時，腮腺激素的分泌和吸收也同時增加。唾液中的過氧化物酶能消除某些致癌物質的毒性，起到防癌作用。

暴飲暴食，腸胃不適

暴飲暴食是現代人的通病，由於工作繁忙等因素，尤其逢年過節更是無法避免。人進食後，食物首先通過口腔咬碎、咀嚼後咽入食管，再推入胃內。在胃中，食物與胃內容物徹底混合、儲存，成批定量地經幽門輸送到小腸。蛋白質在胃內被初步消化，而高脂溶性物質，如酒精在胃中被少量吸收；碳水化合物、蛋白質、脂肪、維生素、電解質等物質被完全消化吸收的場所則在小腸。小腸內壁表面存在環形皺褶，在多種消化液的輔助下，營養物質在小腸被完全吸收，最後形成的食物殘渣在大腸停留一～二天，每天吸收一千五～二千毫升的剩餘水分，經腸蠕動將其以糞便的形式排出體外。暴飲暴食會打亂胃腸道消化吸收的正常節律，誘發或產生許多疾病。

暴飲暴食後會出現頭昏腦脹、精神恍惚、腸胃不適、胸悶氣急、腹瀉或便祕，嚴重者會引起急性胃腸炎，甚至胃出血。大魚大肉、大量飲酒會使肝膽超負荷運轉，肝細胞加快代謝速度，膽汁分泌增加，造成肝功能損害，誘發膽囊炎、肝炎病人病情加重。也會使胰腺大量分泌，十二指腸內壓力增高，誘發急性胰腺炎，重症者可致人非命。研究發現，暴飲暴食後兩小時發生心臟病的機率增加四倍。發生腹瀉時，老年人因大量丟失體液，全身血循環量減少，血液濃縮黏稠、流動緩慢，引發腦動脈閉塞、腦血流中斷，腦中風形成。

其實，暴飲暴食的直接危害就是胃腸道負擔加重、消化不良。此外，胃黏膜上皮細胞壽命較短，每二～三天就應修復一次。如果上頓未消化，下頓又填滿胃部，胃始終處於飽脹狀態，胃黏膜就不易修復。胃大量分泌胃液，會破壞胃黏膜屏障，產生胃部炎症出現消化不良症狀。長此以往，還可能發生胃糜爛、胃潰瘍、急性胃擴張等疾病。

可能一般人對急性胃擴張不十分了解。急性胃擴張是指胃和十二指腸擴張，胃內有大量氣體、液體和食物滯留，由於擴張可使胃壁變薄、皺襞消失，加之對黏膜的損害可使胃壁上有出血點和潰瘍，嚴重時可發生胃壞死和穿孔。急性胃擴張時，患者早期症狀為上腹或臍周持續性脹痛，不甚劇烈，繼之出現噁心，不自主或無力性嘔吐，嘔吐物為胃液和食物，隨著發展可混有膽汁。如有出血，嘔吐物可呈現棕黑色、黑色或咖啡樣；嘔吐物多伴酸臭味，且嘔吐後腹脹、腹痛症狀不減輕。一旦有以上特徵性表現且有暴飲暴食史，絕不可掉以輕心，應儘快去醫院診治，避免產生嚴重併發症。

為了確保健康，應合理調節飲食，別讓大吃大喝傷了脾胃，對身體造成威脅。

冷熱交替，胃受刺激

韓劇《來自星星的你》中女主角說：「下雪了，怎麼能沒有炸雞和啤酒。」殊不知，冷啤酒和熱炸雞搭配著吃，會對消化系統造成很大傷害。

有媒體報導，家住遼寧省鐵嶺市的小王和女友因癡迷韓劇，也想浪漫一下，於是買來炸雞啤酒，沒想到酒足飯飽後雙雙腹痛難忍並伴有噁心、嘔吐現象，被送醫院。經診斷，二人患上了胰腺炎，大冷天喝啤酒吃炸雞，暴飲暴食、飲食不規律是導致其生病的原因。

啤酒是人類歷史上最古老的酒精飲料，僅在水和茶之後，是世界消耗量排名第三的飲料。啤酒以麥芽、啤酒花、水為主要原料，經酵母發酵釀制，是一種飽含二氧化碳的低酒精度酒。啤酒含酒精度低，營養價值高，成分有水分、碳水化合物、蛋白質、二氧化碳、維生素及鈣、磷等物質，適當飲用有消暑解熱、幫助消化、開胃健脾、增進食欲等功能。然而，如果不注意飲用方法，同樣會對身體造成傷害。

人體正常體溫是三六～三七度，身體內部包括腸胃的溫度都高於腋下體溫。喝啤酒時，人們冬天喝常溫，夏天喝冰鎮。但冬天時，常溫啤酒遠低於腸胃的溫度；夏天時，冰鎮啤酒也低於腸胃溫度；即使是春天與秋天，啤酒基本上也是低於腸胃溫度居多。這種情況下，一邊吃著熱熱的炸雞，一邊喝著冷冷的啤酒，更會加重腸胃的負擔。

熱和冷是兩個極端，胃剛被熱食燙了一下，本想好好休息，卻又遭到「冷」的襲擊，對胃來說是雙重打擊。溫度驟變會造成胃腸黏膜不同程度的損傷，使胃腸道受到極度刺激，導致吸收食物出現障礙。

坊間有一種說法，認為先吃冷食再吃熱食，要比先吃熱食再吃冷食好得多。其觀點是先吃熱食後，胃腸處於溫暖狀態，如果立刻吃冷食，胃腸容易在驟冷下產生痙攣現象，造成不適。如果先吃冷再吃熱食，因為口腔黏膜較不耐熱，吃熱食時速度比較緩慢，等到熱食經由口腔、食道進入胃中時溫度已經降低，對胃刺激比較少。

不建議效仿這種說法。不論是先吃熱或冷食，還是突然吃下太冰、太熱的食物，都會使黏膜受傷、腸胃受損。經常忽熱忽冷的飲食習慣容易造成肌肉一下鬆弛、一下緊縮，最後就會出現中醫所說的「冷熱不調」。患者會出現脹氣、拉肚子等症狀，這時應及早治療，適合用藿香正氣散、六和湯等中藥方，同時視病情酌加木香、枳實、枳殼、砂仁、陳皮、山楂、神曲等中藥材，可望促使腸胃恢復正常。

如果長期飲食習慣都是忽熱忽冷，很容易造成賁門括約肌受損、鬆弛、無法緊縮，最後產生胃食道逆流，中醫又稱「吐酸」「吞酸」，屬於不可逆傷害。這類病患常有口臭、打嗝等症狀，適合用半夏瀉心湯、安中散、平胃散等中藥方，可以視病情酌加黃連、浙貝母、海螵蛸等藥材。忽熱忽冷飲食易造成腸胃蠕動不規則，針灸合谷、外關、曲池、太沖等穴可調節自律神經，恢復腸胃正常蠕動。

總之，千萬不要吃熱熱的炸雞，再喝冷冷的啤酒，會加劇脾胃的冷熱刺激，傷害脾胃。

辛辣油膩，黏膜損傷

冬季在腸胃疾病患者中，最常見的是慢性胃炎和胃潰瘍，多是因為習慣吃辛辣食物驅寒暖身導致的。誠然，冬季天寒，吃火鍋、辛辣等刺激食物確實能驅寒暖身。但如果不想脾胃大受傷害，一定要控制。

溫度過高或刺激性較強的辛辣食物，會對消化道黏膜產生一種機械性物理刺激。如果消化道反覆受到刺激，局部黏膜會發生病變，易導致急慢性胃炎、胃潰瘍。另外，火鍋吃過多，高脂肪、高熱量的食物攝入過多，也會引起胃黏膜損傷，造成胃腸道功能紊亂。

辛辣食物，比如花椒、辣椒等對胃黏膜都有損害，喜好吃辛辣食物者，如果拒絕不了誘惑，不妨選擇微辣的食品，少吃青、紅辣椒。也可以在吃之前喝點牛奶，先在胃黏膜上加一層保護層，對於養胃和健胃會有一定的好處。

油膩食品含有較高的脂肪，會增加發生泛酸和腸易激綜合症（腸敏感）的機會。因為高脂肪食物很難消化，人體會自動分泌出更多胃酸。同樣，進食過量也會刺激胃酸分泌過多。如果已患有胃腸炎等方面的疾病，尤其要注意少吃多油、多脂的食品，否則會引起不適症狀，比如反胃、腹瀉等。

如果因過食油膩而造成脾胃不調，可以下方解之。

❶ 山楂柑橘。

- 飽食後喝一杯橙汁，可解油膩、消積食，並能止渴醒酒。柳丁中富含有機酸，能促進消化。
- 木瓜有「百益果王」之稱，含有木瓜酵素，對含有蛋白質的肉類有較強的軟化作用。如果將木瓜與肉類一起燒，不但容易燒酥，且可以減少油膩感。

❷ 蘿蔔洋蔥。

- 蔬菜中的膳食纖維能胃腸蠕動、解除油膩，特別是蘿蔔、洋蔥效果好，有較強的解油膩、助消化的功效。

・吃生蘿蔔，對胃部脹滿有緩解作用。洋蔥幾乎不含脂肪，有平肝、潤腸的功能，能減少油膩感和抑制高脂肪飲食引起的膽固醇升高。

❸大麥茶或綠茶。

・喝大麥茶或綠茶可以促進腸蠕動、減少油膩食物在胃中的停留時間。最好是喝溫熱的，比冷茶更能解膩，又能保護腸胃。

❹食醋。

・食用醋中的胺基酸不但能分解體內脂肪，還能促進糖類、蛋白質等新陳代謝的順利進行，起到良好的減肥效果。

・攝取過多的魚、肉、精白米、麵包等食物後，喝點醋能助消化，醋含有揮發性物質及胺基酸等，能刺激大腦神經中樞，使消化器官分泌大量消化液，增強消化功能。

飲食不潔，食之大忌

飲食不潔，誤食毒物，尤易傷害脾胃。許多腸道疾病，如「菌痢」、「腸炎」、「腹瀉」、「食物中毒」等，多因飲食不潔，傷害脾胃所致。早在漢代張仲景著《金匱要略》一書就專設《禽獸魚蟲禁忌》、《果實菜穀禁忌》等篇以警之，並明確指出：「飲食之味以養生，食時有妨，反能為害。」

張女士最近腹脹腹疼並伴隨嘔吐，在她的嘔吐物中竟發現蠕動的蟲子。原來，蛔蟲在她的腸道內抱成團，堵塞腸道引起了腸阻塞。據了解，張女士家住農村，曾感染過血吸蟲病。作農活時，她經常隨手摘黃瓜或番茄就吃，不知不覺中感染了蛔蟲病。前幾天她連吃了幾次酒席，可能刺激了體內的蛔蟲生長，經驅蟲、洗胃等對症治療後，目前症狀有所減輕。

春夏兩季是寄生蟲病的高發期，這主要與飲食習慣有關，如蛔蟲病主要通過不清潔的手、未洗淨的蔬菜瓜果、不潔淨的砧板傳播；血吸蟲病主要與接觸有血吸蟲的水域、進食螺類有關；曼氏裂頭條蟲感染主要與進食野生青蛙、蛇類、鳥類有關。所以提醒大家，一定要注意飲食衛生——「肉中有朱點者，不可食之」、「六畜自死，皆疫死，則有毒，不可食之」、「諸肉及魚，若狗不食，鳥不啄者，不可食之」、「生果停留多日，有損處，食之傷人」、「果子落地經宿，蟲蟻食之者，人大忌食之」，這些飲食禁忌至今仍有現實意義，在飲食衛生中應予以足夠重視。

對於飲食衛生，應該謹記以下幾點。

❶大部分食品不宜生吃。食物經過烹調加熱變成熟食，目的在於讓食物更容易被機體消化吸收，人體獲得更多營養。在人類取得火種以後，吃熟食便成為人類的飲食習慣，以致發展為烹調學。孔子的「膾不厭細」，也是著眼於熟食而言。故飲食以熟食為主是飲食衛生的重要內容之一，肉類尤須煮爛。《千金要方・養性序》說：「勿食生肉，傷胃，一切肉唯須煮爛。」對老年人尤為重要。

烹飪過程也會使食物得到清潔、消毒，除掉一些致病因素。常見的食品中毒案件多以金黃色葡萄球菌、沙門氏菌、腸炎弧菌等為主致病，這些菌類均不耐高溫，因此熟食是避免食物中毒和腸道傳染病的最好辦法。

❷不新鮮的食物不要吃。張仲景在《金匱要略》指出：「穢飯、餒肉、臭魚食之皆傷人」，說明腐敗不潔的食物、變質的食物不宜食用，食之有害。

新鮮、清潔的食品可以補充機體所需的營養，飲食新鮮而不變質，其營養成分很容易被消化、吸收，對人體有益無害。雞、鴨、魚、肉、蛋、蔬菜、水果都含有害物質和細菌，放置過久則有害物質增多，甚至變質，危害多多。所以購物時要注意，一次不要購買太多，即使便宜也是。例如，大葉蔬菜放得時間久了，亞硝酸鹽的含量就會升高，人吃了就容易中毒，而且致癌物質亞硝胺也是由亞硝酸鹽轉變而成的。所以，選購飲食原料一定要新鮮，並且最好做到現吃現買。

❸ 吃涼拌菜要注意。涼拌菜不但清脆可口，還能保持蔬菜的營養，但必須注意衛生。因為各種蔬菜在施肥中可能沾染細菌、寄生蟲卵等，且可能有殘留的農藥。如果不注意衛生，就有可能感染寄生蟲和腸道傳染病。

吃涼拌菜，首先要選購品質較好的蔬菜，經過洗淨（必須用自來水），再用開水燙泡二～五分鐘（最好下鍋略炒），手要洗乾淨，菜刀、菜板和盛器都要先用沸水消毒，最好用筷子攪拌醬油和醋等佐料，防止污染，拌好後要及時吃，不要放置過久以防細菌繁殖。

❹ 吃水產品要注意。大閘蟹、黃泥螺、牡蠣、毛鉗等小水產品在夏季上市較多。這些水產品一般都要生拌冷吃或略加燙泡後即食用，如不注意衛生，很容易引起食物中毒等腸道傳染病。因此，天熱時最好不要吃。

其他小水產品也要注意新鮮，大閘蟹雖經過鹽醃加工，但食用前應將臍、腮去掉，用冷水沖洗，再加佐料調製。吃多少洗多少，吃不完可用濃鹽水浸沒，吃前再用冷開水清洗。

❺ **養成良好的個人衛生習慣**。人的手接觸面最廣，傳染機會也最多。養成勤洗手的習慣，對預防腸道傳染病的作用最大。有些人早上買菜，把魚、肉、蔬菜等放到籃子裡後，將大餅油條、糕點等早點隨手放到籃子裡，這樣就會使直接入口的點心與魚肉蔬菜接觸，可能沾染細菌和寄生蟲卵。這種習慣一定要改掉。

日常生活中，人們常有一些不衛生的飲食習慣和行為，但對此尚未重視，這對身體，尤其脾胃健康是十分不利的。「病從口入」絕不是子虛烏有，一定要注意。

CHAPTER 4

食物是最好的補藥，選對食物**養好胃**

常食粗糧，讓腸胃更健康

提到粗糧，大家一定不陌生，因為粗糧已經是一種世界飲食風尚了。但由於其烹調口味還不能被大眾接受，因此多數人還是以精製米麵為主。

隨著科技發展，食品加工水準也越來越高，米麵的加工也就越來越精細。口感細膩的食物固然美味，色澤也很漂亮，尤其是精緻包裝的食品，更是吸引目光。但，正是這些精細加工的食物奪走了本該屬於我們的營養物質，讓胃腸越來越嬌嫩。

很多朋友挑選食物時，總喜歡看上去精緻、口感細膩、做工精美的，對於顏色暗淡的粗糧製品不屑一顧。其實這樣對腸胃很不負責，不能一味地追求味道上的美好感覺，還要保證食物的營養價值和保健功效。

精細的食物不需要腸胃太多動力就能消化吸收，久而久之，腸胃就會出現陽氣不足的現象，功能也會衰退。胃腸蠕動緩慢，還會導致食物在腸道停留時間過久，進而出現燥熱內結的現象，導致便祕。所以食物越精細，腸道就越容易出現問題。

《黃帝內經・素問・臟氣法時論》記載：「五穀為養，五果為助，五畜為益，五菜為充。」也就是說，人將五穀當做主食，將五果作為輔助，五畜和五菜作為補充。《黃帝內經·靈樞·五味》中還說，「五穀：糠米甘，麻酸，大豆咸，麥苦，黃黍辛」，也就是說五穀中，糠米味甘，麻味酸，大豆味鹹，麥味苦，黃黍味辛。由此可見，人吃五穀才能五味調和，對身體有利。這裡指的五穀就是小米、高粱、水稻和豆類。大米和小麥是人們經常食用的穀物，小米、高粱和豆類屬於粗糧一類。經常吃一些粗糧才能保證五味齊全，胃腸更健康。

既然粗糧對胃腸有這麼多好處，是不是該將精細的穀物拋到一邊，只吃粗糧呢？其實不是，粗糧雖好，但也要注意以下幾個問題。

❶ **注意粗細搭配**。多數粗糧雖營養豐富，但不易消化，吃太多易造成胃腸負擔。所以粗細糧要搭配著吃，既能促進胃腸的蠕動，還能保證營養物質全面攝入。搭配時，細糧的比例要稍大一些。

❷ **粗糧細吃**。腸胃功能不好的女性，吃粗糧對胃腸的負擔是很大的。所以，在加工製作的過程中一定要注意，最好將粗糧熬成粥，或磨成粉做成小糕點，這樣更容易消化。

❸ **粗糧的選擇**。粗糧的種類有很多，可以根據自身的需要決定。

· **玉米**。性平味甘，能補中開胃、寧心安神、清濕熱、利肝膽，對女性腸胃調理非常好，還能延緩衰老。如果是鮮嫩的玉米，可以直接煮熟食用；老玉米，可以磨成粉末狀，熬粥或做成各種玉米糕點。經常食用玉米，能防止便祕發生。

· **燕麥**。性平味甘，益脾養心，營養價值豐富，經常食用燕麥片或燕麥麵包有減肥塑身的功效。

· **黃豆**。性味甘平，健脾利水、養血補虛。將黃豆磨成豆漿或同其他豆類熬粥，都是很好的食用方法。

· **高粱**。性溫，味甘、澀，溫中利氣、止瀉，可以磨成粉末狀做成食品，如麵卷、煎餅、蒸糕、年糕等，也可熬成高粱粥。

經常食用粗糧，對女性健康必不可少。不僅能得到更多滋養，還能調理腸胃、補益身體。如果不想自己烹調，也可以買一些粗糧麵包作為早餐，沖上一杯燕麥粥也是不錯的選擇。

南瓜玉米粥，養胃好粥到

我有一位老家在湖南的朋友，會做很多地道湖南菜還有粥。她最喜歡做的就是南瓜玉米粥。因為她非常喜歡金燦燦的南瓜，做菜時總會用到。還有另一個非常重要的原因，就是煮熟的南瓜玉米粥色澤金黃、香氣四溢，不管是看著、聞著都非常有食欲。最關鍵的是，她多年的胃病也緩解很多，胃口越來越好，一切都是南瓜玉米粥的功勞。

當然受益人除了她之外，還有她的家人，特別是公婆。公公和婆婆剛搬來和她一起生活不到一年。剛開始，老人家身體較虛弱，也比較瘦，臉色蠟黃，吃得也很少。她為了讓公公、婆婆儘快調好身體，經常熬煮南瓜玉米粥，特別是在最初幾個月，不管上班多辛苦，每天回家都會抽出時間做南瓜玉米粥。

就這樣，轉眼快一年了。令人驚訝的是，公婆的身體狀況明顯好轉，不像之前消瘦，臉色也紅潤起來，精神狀態更是好了很多。這一切都要歸功於我那位朋友。

南瓜玉米粥

食材

南瓜、玉米粒、小米麵

食譜

1. 南瓜洗淨，切小塊；小米麵中加入適量涼水，調成糊狀。
2. 燒適量開水，水熱後放入南瓜、玉米粒。煮到二者都熟透後倒入調好的小米麵糊，再煮五分鐘即可。

效果

南瓜、玉米粒和小米麵，這三種食材的共同特點是味道甘甜、色澤金黃。甘味為土，可以入脾胃，具有滋養脾胃、促進胃部食物消化的作用，脾對水穀有精微的運化功效，這也就成為南瓜玉米粥養胃健脾的原因之一。

南瓜玉米粥中的三種食材全是黃色，對應脾和胃。適當吃一些黃色食物可以強健脾胃之氣，有利於食物中精微物質輸送到全身，改善體虛。

醫學研究發現，黃色食物中的膳食纖維及其維生素A的含量較豐富。膳食纖維非常利於胃腸蠕動，幫助腸胃消化，減輕胃的負擔；而維生素A保護胃腸黏膜，具有預防胃炎、胃潰瘍等疾病發生的作用。

粳米養胃氣，通血脈

粳米是粳稻的種仁，又稱「大米」（或稻米），味甘淡，性平和，每天食用也百吃不厭。孫思邈在《備急千金要方・食治》中強調「粳米能養胃氣、長肌肉」；《食鑒本草》也記載，粳米具有補脾胃、養五臟、壯氣力的功效。

民間有句古話：「秦嶺山脈一條線，南吃粳米北吃麵。」在南方，粳米又被稱為「五穀之長」，就是五穀中的老大哥。如果南方人沒有了粳米，可能還真不知該怎麼生活。

把粳米對人類的貢獻用兩點概括：❶是提供人體所需的養分，也就是粳米的營養價值；❷是粳米具有很多養生保健的作用。

有人不相信粳米具有保健功效，其實答案是肯定的。古代醫聖張仲景的白虎湯，在這個經典清熱方劑中，最重要的一味藥材就是粳米。此外，後世使用粳米治療疾病的例子也很多。

《醫輸》中就記載了一則故事：一位女性出現發熱、嘔吐的症狀，舌頭上還長出很多粗糙的尖刺，持續半個月都沒有好轉。醫生是通過什麼辦法讓其康復的？答案非常簡單，就是飲用粳米湯。

《福建中醫藥》雜誌也刊登過一則故事：一位男性吃了燒烤後開始發熱，肚子劇痛，疼得滿地打滾，醫生也是用粳米湯幫助其治癒的。

如果你對中醫的藥膳、粥膳有一定了解就會發現，五穀雜糧當中，除了常見的小米、玉米，粳米也是使用最多的。粳米到底具有什麼樣的養生功效呢？

❶ **中醫認為，粳米的養生功效主要是在脾胃方面**。粳米之所以能補脾和胃，其實和其他穀物一樣。中國人的主食就是五穀，五穀又都是生長在土地裡的，屬於甘味。當我們把小麥、粳米或其他五穀做出的食品放入口中咀嚼，會有淡淡的香甜味道，甜味入脾經，因此，甜味的食物也是最容易被脾胃消化和吸收的。

如今越來越多人出現脾胃問題，主要就是和天天大魚大肉、毫無節制吃喝有關。這也告訴我們，如果出現脾胃方面的問題應該要多吃主食。相信很多人都知道吃鍋巴、乾米飯，甚至是吃燒焦的饅頭可以治療胃病，這已經成為民間公認的土方。究其原因，就是這些食物具有健脾和胃的功效。

❷ **粳米除了健脾和胃，還能通血脈**。關於粳米通血脈還有一個有意思的故事。

相傳在唐朝，長安城內有一位太守得了奇怪的疾病，導致其身體日漸浮腫，渾身肌肉痠痛無力，身體越來越乏力。很多醫生看完後都沒有辦法，最後把孫思邈請了過去。孫思邈為了查清病因，就住進了太守府中仔細觀察。孫思邈發現，太守平時並不喜歡吃大魚大肉，反而對糧食特別講究，經常會派人把米麵反覆加工碾細之後作為主食。於是斷定他的疾病是因為血脈不暢引起的，後來孫思邈建議太守每天全部吃粗糧，並把一些細穀糠、麥麩煎成水服用，大約一個月，太守的病居然神奇地好了。

粳米為什麼具有通血脈的功效呢？在農村生活過的人都知道，稻穀的莖稈是中空的，中空的稈可以把養料源源不斷地送到最頂端，說明了其疏通能力非常強。中醫有講究取類比象的說法，所以認為稻穀進入人體後，可以讓身體的氣血更加通暢，尤其是穀糠、穀殼，疏通的能力就更強大了。

如今，心腦血管疾病處於高發階段，這就與經常吃米麵、很少吃粗糧有關。所以心腦血管疾病患者，平時更應該多吃一些粗糧。

❸ **粳米還具有清肺功效**。這是根據中醫理論中的五色入五臟原則。中醫認為淡味的食物有滲利小便、祛除濕氣等作用；甘味的食物則具有補益和緩解疼痛、痙攣等作用。所以，味甘而淡的粳米還可緩解胃部疼痛、消化不良、嘔吐、泄瀉、小便不暢等症狀。

蕎麥：開胃寬腸益氣力

蕎麥，味甘，性涼，具有健胃、消食、止汗的功效。《食療本草》記載「實腸胃，益氣力，續精神」，《隨息居飲食譜》中說它「開胃寬腸，益氣力，禦寒風」，《中國藥植圖鑒》則認為蕎麥「可收斂冷汗」。但是，蕎麥最主要的功效是在清理腸道。因此，老百姓把蕎麥稱為「淨腸草」。食用細糧時，多吃一些蕎麥對健康是有好處的。

蕎麥看上去黑乎乎的，像被火燒過一樣，並不討人喜歡。也因為它的外形，所以常被用來製作家禽和牲畜的飼料。其實不要小看蕎麥，不管是藥用還是食用價值，都算是糧食作物中的佼佼者。

蕎麥具有什麼保健功效呢？人體的消化系統就像一輛公車，車到站了，有人要上車，有人要下車，這才正常。如果公車到站卻沒人上車，公車就等於白跑了。如果車上的人總不下車，公車就會超載。公車超載了怎麼辦？肯定要調整。比如增加公車班次和提高發車率等。但是，身體中的垃圾超載了該怎麼解決呢？

俗話說得好，「是藥三分毒」。身體出現問題，單純吃藥不僅容易引起新的疾病，在體內垃圾沒有清乾淨的情況下，吃藥的效果並不好。最好通過食補的方式，就是吃蕎麥來清除體內的垃圾。

中醫認為蕎麥味甘、微酸，性寒，能降氣寬腸，把體內垃圾清理出去。體內垃圾一旦清乾淨，人體的陰陽也就平衡了，百病也就消除了。

很多古醫術中都有記載，蕎麥能清除腸道垃圾的功效。《簡便方》記載，曾有一個男子總是肚子疼，還伴隨腹瀉。腹瀉持續了幾個月，整個人開始消瘦，吃了很多藥都沒效果，最後他選擇吃蕎麥麵。結果才吃了兩三回，病就康復了。

《本草求真》中也記載，曾有一個人突然腹痛難忍，但是又吐不出來，還出現了便祕的情況，最後按照醫生的建議，將蕎麥麵炒到焦，用熱水沖服，立即就出現了神奇的效果。

蕎麥的熱量相對較低，不會引起肥胖，還能降脂減肥。它之所以具有這一功效，還是和能清理胃腸垃圾分不開。「一切疾病的主要原因和根源，就在於人的機體在不同層次上滯積了各種垃圾。」而且這些垃圾會讓身體中毒，出現各種疾病。

根據統計，成年人體內一般會有三～六千克垃圾。只要把這些垃圾排出體外，就能達到減肥效果。因此我一直都提倡多吃蕎麥，讓身體變得更加苗條和健康。

除了清除胃腸垃圾，蕎麥還具有收斂作用，可以止汗。蕎麥生長在比較寒冷的秋季，秋季又是收穫的季節。且蕎麥的味道略微發酸，酸味本身就具有收斂功效。所以，蕎麥對於收斂汗液、改善便祕效果顯著。

其實，蕎麥的功效遠不止這些，還有其他養生功效。比如彝族同胞間廣為流傳的俗語：「蕎翻山，麥打坐，吃洋芋母雞也都捉不著」「吃蕎粑粑，喝酒都不怕」「吃了蕎粑粑，牙潔白也整齊」「吃蕎粑粑，姑娘長得像朵花」，都說明蕎麥製作的食品能美容、增氣力、解酒。

此外，蕎麥對很多疾病也有明顯的治療效果。蕎麥的莖葉入藥可以益氣力、續精神、利耳目、降氣、寬腸、健胃；蕎麥粉做成的保健食品則能防治糖尿病、高脂血症、牙周炎、牙齦出血以及胃病等。

總之，建議經常食用蕎麥，特別是整天大魚大肉的人，才能將體內垃圾儘快排出，減少腸毒在體內的滯留和吸收，越來越健康。

小米入胃經，主治脾胃濕

大家一定非常熟悉小米。小米是粟脫殼製成的糧食，穀粒比較小，所以稱為「小米」。

中醫認為，小米味甘、鹹，性涼，入腎、脾、胃經，具有健脾和胃、補益虛損、和中益腎、除熱、解毒等功效，主要治療脾胃濕熱、反胃嘔吐、泄瀉等症狀，還具有消渴的作用。《本草綱目》中提到小米具有「治反胃熱痢，煮粥食，益丹田，補虛損，開腸胃」的功效。

現代醫學研究發現，小米中的蛋白質、脂肪、醣類等營養物質含量要高出大米很多。大多數穀物是不含胡蘿蔔素的，但是小米中胡蘿蔔素的含量也較豐富，維生素B1的含量位於穀類食物之首。除此之外，小米不含麩質。因此食用小米不會刺激腸道內壁，小米中含有比較溫和的纖維質，很容易消化吸收。

小米的鐵質含量也比較豐富，女性經常食用能補氣養血。中國北方的女性在產後經常會喝一些小米粥，因此素有「代參湯」的美稱，可見其營養價值豐富。以下介紹幾款補氣養血的小米粥食譜。

濃米湯

備料

小米、紅糖

方法

1. 小米淘洗乾淨後放入鍋中，加適量的水。
2. 像往常煮粥一樣，煮至出現米油為佳，加入適量的紅糖即可。

效果

小米有健脾養胃、補充後天身體機能的作用。紅糖色赤入心養肝，能補充氣血，是補虛的良方。

綠豆小米粥

綠豆、小米、玉米渣、南瓜、紅棗、花生

1. 綠豆、小米、玉米渣、南瓜、紅棗、花生洗淨；南瓜去皮，切小塊。
2. 除了綠豆以外，將其他食材放入鍋中，加適量水熬煮，為了防止溢鍋可以加入一些食用油。
3. 熬約十分鐘後再加入綠豆繼續熬，等到南瓜熬爛、綠豆快要開花即可。

營養豐富，具有補中益氣、和脾益腎的功效，也有助於美白、排毒。對消化不良、食欲不佳而面色無華的女性效果更佳。

百合小米粥

乾百合、乾銀耳、紅棗、花生、小米、冰糖

1. 百合和紅棗洗淨後放入清水泡發，花生除掉外皮，小米洗淨後放到清水中浸泡三十分鐘。銀耳放入清水泡發，去蒂後摘成小朵，沖去雜質，瀝乾備用。
2. 小米、銀耳和花生放入鍋中，加入適量清水攪拌均勻。用大火煮沸再改用小火慢燉四十分鐘。熬煮時不斷用勺子翻攪，防止小米黏鍋。
3. 等到小米熬濃稠，添入一些水稀釋繼續熬，再將紅棗和百合、冰糖放到鍋中，加入適量的水後用小火煮三十分鐘即可。

健胃除濕、和胃安眠、清熱解渴。

粥品	材料	做法	功效
花生小米粥	小米、花生仁、紅豆、桂花糖、冰糖	1. 小米、花生仁、紅豆放入清水浸泡四小時後淘洗乾淨，備用。 2. 花生仁和紅豆放入鍋中，加入適量清水後用大火煮沸，再轉用小火煮三十鐘。 3. 小米放入鍋中，煮到米爛、花生仁和紅豆酥軟後再加適量的冰糖、桂花即可。	清熱解毒、和胃消腫。
黃豆小米粥	黃豆、小米、白砂糖	1. 黃豆和小米分別磨碎，將小米放入盆中沉澱，去掉上面的冷水，用開水將其調勻，將黃豆過篩、去渣。 2. 鍋中加入適量清水，用大火燒沸，將黃豆漿放入鍋中，等到再次煮沸後放入小米，用小火慢慢熬煮。等到米爛豆熟後加入適量白糖調味即可。	補身養虛。
小米懷山藥粥	懷山藥、小米、白糖	山藥洗淨後搗碎或切片，同小米一起熬煮成粥，煮熟後加入適量白糖調勻即可。	健脾止瀉、消食導滯。

蜂蜜味甘美，輔助治潰瘍

根據傳說，西方某個部落有搶婚風俗，當地的小夥子為了避免其他人搶走新娘，會在婚禮後快速逃離，去人煙稀少的小島上過一個月。一個月後按照風俗，其他人就不能再搶婚了，小夫妻就能回到家鄉。這段旅程中，每日三餐都要喝蜂蜜釀的酒，因此人們就稱這段日子為「蜜月」。其實，不僅外國人把蜂蜜看成甜蜜和幸福的象徵，在中國人的印象中，蜂蜜一直都是補養身體的佳品，更是老少皆宜的食品。

對孩子而言，甜甜的、涼涼的、黏黏的口感是多麼美味。說起蜂蜜在生活中的應用，絕大多數人都是沖水喝。不管是滋補身體，還是潤燥通便，都可以派上用場。但是蜂蜜有哪些療效呢？以下就為大家詳細介紹。

❶ 蜂蜜味道甘美，性平和，入脾、肺、大腸經。《神農本草經》說蜂蜜「安五臟，益氣補中，止痛解毒，除百病，和百藥，久服輕身延年」。《本草綱目》說它「和營衛，潤臟腑，通三焦，調脾胃。」

五味之中，甜入脾。換句話說，感覺口感甜美的東西，往往就能起到補養脾臟的作用。脾是人體的後天之本，它擔負著攝入水谷果蔬生化血液的責任。因此，如果一個人的脾氣虛，吸收水穀的功能也就弱，氣血供應就無法得到保障，而蜂蜜恰好可以補養脾臟。特別是對於患有胃、十二指腸潰瘍的人，經常飲用，可以有非常好的輔助治療作用。

❷ 肺也是非常脆弱的臟器，容易被燥邪所傷。而蜂蜜的質地滋潤，具有滋養五臟、調和營衛二氣的功能。因此，對秋天肺燥引起的咳嗽、感冒以及抵抗力下降等問題，都具有非常好的預防和調理功效。肺部有內熱，最常引起鼻炎、鼻竇炎、支氣管炎、咽炎和氣喘等，這些疾病的患者也應經常飲用蜂蜜。

民間流傳一個潤秋燥的方子，就是把鹽水和蜂蜜搭配使用。因為這兩者在中醫上是有互補作用的。

早晨起床後空腹喝一杯淡鹽水，有利於降火益腎、保持排便通暢、改善腸胃的消化吸收。蜂蜜的鉀含量較高，有利於排出體內多餘的鈉，在每天睡覺前取蜂蜜十～二十毫升，用溫開水調服，不僅能健脾和胃、補益氣血，還具有鎮靜、安神、消除煩惱的作用。

要提醒大家的是，喝鹽水和蜂蜜時注意：鹽中含有大量的鈉，過量後非常容易引起血壓升高。所以鹽水的濃度必須要低，一百毫升水中的食鹽含量最好控制在〇．九克以下。如果是急性腎炎、肝硬化腹水、水腫患者，最好不要食用淡鹽水，可以用白開水代替，避免加重腎臟和心臟的負擔。

❸大腸在六腑中是排泄糞便的器官，但因為天氣乾燥，或有一些人的體質屬於血虧血虛、津液耗竭、氣機鬱滯、容易上火的類型，就會導致大腸缺少陰血津液的滋養，容易便祕。因此，受便祕困擾的人多喝一些蜂蜜水能緩解，就是依據蜂蜜的潤燥滑腸功能。

曾有位病人找我開瀉藥，希望能治療便祕。診斷後，發現他是屬於陰虛火燥導致的便祕，平時喜歡吃辛辣的食物。於是，我請他回家後用白蘿蔔蘸蜂蜜生吃。果然沒幾天他就告訴我，積攢多天的宿便已全部排出，身體非常輕鬆。不僅如此，脾胃虛弱、牙口不好的老人，咀嚼不動蘿蔔可以使用香蕉肉蘸蜂蜜吃，也能收到同樣效果。

此外❹蜂蜜還具有非常好的清熱解毒功效，對多種細菌都具有非常強的抑制作用。如果身體某處有出血、發炎等情況，可以把蜂蜜塗在小傷口上，可消炎、止痛、止血，促進傷口儘快癒合。蜂蜜還具有催眠和治療神經衰弱的功能，常失眠的朋友每天睡前喝一杯熱蜂蜜水，可以平穩情緒，儘快進入夢鄉。

以下為大家介紹兩種食譜。

	蜂蜜燉白蘿蔔	蜂蜜牛奶飲
食材	蜂蜜適量、白蘿蔔一百克	蜂蜜五十毫升、牛奶五十毫升、黑芝麻二十五克
食譜	1. 白蘿蔔去頭尾，刨去外皮，切成約三公分的段；枸杞用清水浸泡。 2. 在每段白蘿蔔上切〇．五公分的厚片作為蓋子，並在白蘿蔔中間挖一個洞，做成蘿蔔盅的形狀。需要注意，不要挖穿蘿蔔盅的底部，不然灌入蜂蜜時會滲漏。 3. 把蘿蔔盅放到盤中，再往蘿蔔洞裡放入蜂蜜和枸杞。蓋上蓋子，在放入鍋內加蓋大火隔水清蒸一小時即可。	黑芝麻搗爛，與蜂蜜、牛奶調和即可。
效果	治療冬季乾咳，緩解便祕。	對產後血虛、腸燥便祕、面色萎黃、皮膚不潤等症具有非常好的改善作用。

五穀加小棗，勝似靈芝草

畢業幾十年了，每當重大節日，比如「畢業十年」「校慶」之類，我都會抽空回母校。記得上次畢業二十五周年聚會時，來自天涯海角、各行各業的同學都紛紛報到。

我印象最深刻的，是恩師張老師。她是一位心態平和、性格隨和的老師，每個學生都認為她非常親切。十年沒見，我特意在人群中找她。沒想到目光正在追尋時，背後被人輕輕拍了一下，一轉身發現是張老師。十年沒見，她竟然還是老樣子。

我非常驚訝，一個快七十歲的人，皮膚還保養得這麼好，紅光滿面，雖說也有皺紋，但都是一絲絲紋路，沒有起褶皺。我問她有什麼秘訣，她笑了笑說：「哪有什麼秘訣，無非是年紀大了，很多事情也看得開了，心情好了，皮膚就不會老化得這麼快。」我說：「不對，你肯定有什麼秘訣，喝了什麼保養品。很多人性格開朗，皮膚照樣起褶皺。」她想了想說：「可能和我喝了幾十年的紅棗茶有關，不是有句話叫『一日三顆棗，終身不顯老』嗎。」

經這麼一提醒，我猶如醍醐灌頂。人人都怕老，哪怕七老八十了，還希望自己像天山童姥一樣，特別是女人。要怎樣才能青春永駐？秘訣就在紅棗中。

紅棗，性溫，味甘，入脾、胃經。《神農本草備要》說紅棗能「補中益氣，滋脾土，潤心肺，調營衛，緩陰血，生津液，悅顏色。」能幫助十二經絡暢通，補氣，補陰，對於四肢乏力、驚悸等症都有很好的治療作用。民間有「五穀加小棗，勝似靈芝草」之說。中醫認為紅棗可以養血、益氣、安神、潤心肺、補五臟、治虛損，常用於補氣補血的藥方。

我常說，人活著，靠的就是氣和血。對女人來說，血就更重要了。女人天生較易貧血，產婦、久病的人更容易發生血虛之症。一般表現就是面無血色，血虛無以滋養肌肉，所以導致四肢乏力，更嚴重還會出現咳嗽、氣喘等氣虛之症。體質虛寒的女性，每天多吃一些紅棗，或是搭配其他補血食品一起熬成粥食用，對補血生氣是很有益處的。

另據現代醫學研究表明，鮮紅棗的蛋白質含量較梨高十一倍左右，脂肪和糖的含量是梨的兩倍，鮮棗含糖量高達二〇%～三六%，比制糖原料甜菜、甘蔗的含量還高。

紅棗中維生素C和菸鹼酸的含量最高，居各種果品之冠。鮮紅棗中，維生素C的含量比柑橘高七～十倍，是蘋果的七十五倍。一般公認檸檬是含菸鹼酸豐富的代表，但和鮮紅棗相比，卻遜色十幾倍。菸鹼酸對健全人體的毛細血管、防治血液病及心腦血管疾患都有一定的作用。膳食中若維生素C缺乏或不足，人就會感到疲勞倦怠，甚至產生壞血病，常吃紅棗可使人面色紅潤、容光煥發。維生素A、維生素B1、維生素B2也是紅棗的必備營養。因此，紅棗有「活維生素」的美稱。紅棗中的磷、鈣含量也比一般果品高二～十二倍。紅棗中還含有人體內參與生理代謝的激素——環磷酸腺苷。紅棗中還含有十四種氨基酸、六種有機酸、三十六種微量元素等。

另外，紅棗還是天然的美容護膚食品，富含抗氧化維生素，能延緩衰老。怪不得老師這麼大年紀了，皮膚依然像年輕人。單從外觀判斷，她的身體各項指標也比同齡人好。因此，無論是從健康還是美容的角度，紅棗和女人都有頗為密切的關聯。

紅棗的做法多種，可以放在粥裡或入菜，最方便的是用三顆紅棗泡水喝，這對辦公室的美女們來說，是最為簡單、最實用的方法。

不過，紅棗雖好，也要分對象。體質虛、寒涼的女人可以多吃，本身比較燥熱的人就不適合多吃。因為紅棗甜，多吃易生痰、生濕，導致水濕積於體內，加重水腫症狀。如果是外感風熱引起的感冒、發燒以及腹脹氣滯的人，也不宜食用。同時，因為紅棗糖分豐富，糖尿病患者也不能吃。

栗子主益氣，厚腸胃

栗子，也稱「板栗」，稱號「乾果之王」，是補腎氣必不可少的食物。《名醫別錄》記載：「栗子主益氣，厚腸胃，補腎氣，入脾腎經。」蘇轍也寫過稱頌栗子食療功效的詩：「老去自添腰腳病，山翁服栗歸傳方。客來為說晨興晚，三咽徐收白玉漿。」

栗子味甘性溫，無毒，入脾、胃、腎三經，有「益氣補脾、厚腸胃、補腎強筋、活血止血」的功效。鮮栗子中維生素C含量豐富，礦物質種類也非常全面，有鉀、鎂、鐵、鋅、錳等。

隨著年齡增長，女性的陽氣會逐漸衰退，出現腰膝痠軟、四肢疼痛、牙齒鬆動等症狀，都是腎氣不足導致的。所以要從補腎入手，食用栗子就是可行方法之一。

栗子的補腎功效，在很多藥典中都能找到依據。《千金方・食治》中介紹栗子：「生食之，甚治腰腳不遂」，強調栗子生吃的好處。四季中，腎對應的是冬季，冬季主藏性，恰巧符合腎藏精的特性，所以冬季養腎能起到事半功倍的功效。

除此之外，五色之中腎對應黑色，可以將黑色理解為深色的東西，栗子也包括在內。因為腎陰虛而出現腰痠腿疼、尿頻、月經不調等症狀，可以吃栗子緩解。多吃栗子還能維持牙齒和骨骼的正常生長，防止骨質疏鬆、筋骨疼痛。

栗子吃法很多，生食、煮食、糖炒，也可以做菜或加工成各種食品，如糕點、栗子粉等。用栗子熬粥能健脾胃、增進食欲，適合脾胃虛寒的人食用。以下介紹幾款栗子食譜。

	食材	食譜	效果
栗糕	栗子、糯米粉、白糖、瓜子仁、松仁	栗子去殼後用水煮爛，加適量的糯米粉和白糖，揉勻後放進蒸籠中蒸熟，出籠前撒上瓜子仁和松仁即可。	栗糕鬆軟可口，具有健脾胃、強筋健骨、補虛、補氣的功效。
栗子山藥薑棗粥	栗子、大棗、山藥、生薑、大米、紅糖	1. 大米洗淨，栗子洗淨後去皮，山藥和大棗洗淨，生薑洗淨切片。 2. 將上述食材一同放入鍋中，加適量的水熬粥，粥快熟時，加適量紅糖調味即可。	養脾胃、補腎、止瀉。

栗子燒白菜

生栗子、大白菜、白糖、水澱粉、醬油、精鹽、花生油

1. 栗子洗淨放入鍋中，加適量的水煮至半熟時撈出，去殼，切成兩半。大白菜洗淨後切成長塊。
2. 熱鍋，加適量的油，油熱後加入切好的栗子，栗子炸好後，撈出瀝油。
3. 就鍋內剩餘的油燒熱，將大白菜放到鍋中翻炒，放入栗子，加適量的清水、醬油、精鹽、白糖，用大火燒開再轉成小火燒至熟透，用水澱粉勾芡即可。

補脾、益腎、止血。

紅薯栗子排骨湯

排骨、紅薯、蔥、薑、栗子、鹽

1. 排骨洗淨後放到開水鍋中焯一下，除去血水和腥味。
2. 蔥切蔥花，薑切片，栗子洗淨後用刀將殼切破（注意不要切開）。
3. 將排骨、紅薯和栗子放到鍋中，加適量的水和蔥花、薑片，燉兩小時，加適量鹽攪勻即可。

養身暖胃，適合冬季食用。

京味素什錦

木耳、菜豆、當歸、香菇、豆腐皮、胡蘿蔔、萵筍、荸薺、栗子、榨菜、冬筍、枸杞子、生薑、鹽、生抽、糖、雞精、香油

1. 木耳、香菇、豆腐皮分別泡發後洗淨，木耳和香菇撕成小塊，豆腐皮切小塊，薑切片。切開栗子皮，放到鍋中煮十分鐘後迅速放到清水中浸泡，剝去栗子皮。
2. 馬蹄、萵筍、胡蘿蔔、冬筍洗淨去皮，切小塊；將菜豆放到高壓鍋中煮熟，榨菜切小塊後中反覆洗至鹹淡適中。
3. 鍋中加入適量香油，油熱後，用薑片爆香，再放入胡蘿蔔、豆腐皮、木耳、栗子、菜豆、榨菜、香菇、冬筍翻炒。將熟時加入適量的鹽、生抽、糖、雞精調味，再加少許水悶十分鐘，加入萵筍、馬蹄、枸杞子，翻炒均勻即可。

食材很多，營養全面，有強身健體的功效。

山藥雙補陰陽、兼顧三臟

《藥品化義》記載：「山藥，溫補而不驟，微香而不燥，循循有調肺之功，治肺虛久

嗽，何其穩當。因其味甘氣香，用之助脾，治脾虛腹瀉，怠惰嗜臥，四肢困倦。」

山藥對我們來說並不陌生，灰色的「身體」上長著一些並不可愛的斑點，從觀賞的角度看，絕對沒有什麼突出的地方。但是，美味和營養價值卻不能小覷。

很多人不知道山藥的許多功效，也沒有把它用於菜肴。很早之前，人們對山藥的印象就是做成山藥糖葫蘆。到後來我開始學醫，接觸《本草綱目》才明白山藥有很多藥用價值，特別是對女性有非常好的氣血補養作用。

曾有人問我什麼食物才能保養皮膚不起皺紋，抗衰老，我立即就想到了山藥。

山藥，性平，味甘，質厚，入脾、肺、腎三經，對於這幾個臟器有非常好的保養作用，能同時補養這三者的食物也不多見。一般情況下，補腎的藥和食物通常味厚，難以消化。所以補腎的過程，也是一個傷害脾胃的過程。當一個人的脾胃虛了之後，對於藥物和食物的消化能力就會減弱，一些沒有消化完成的東西就會在體內變成垃圾和毒素。

再來看看肝，肝經常的問題就是肝血虛、肝火盛。因此，補肝的藥物和食物通常性質寒涼，這樣才能清熱解毒、滋陰降火。反之，寒涼的食物也最容易傷害脾胃。所以，補肝久了，脾胃容易出現問題。

難能可貴的是，看上去不能相容的三個臟器，山藥都能做好的照顧，還不會對任何一方造成傷害。因此《本草綱目》說山藥是「補虛羸，除寒熱、邪氣，補中、益氣力、長肌肉、強陽、益腎氣、健脾胃、止瀉痢、化痰涎、潤皮毛。」由此可見，山藥滋補性強，但又不會和絕大多數食物一樣，只偏重一項，比如有的食物只滋陰，或益氣。山藥卻能陰陽雙補，既能補陰，又能補氣。正所謂「補氣而不壅滯上火，補陰而不助濕滋膩」，非常難得。

它能治療哪些疾病呢？《藥品化義》中有一段話：「山藥，溫補而不驟，微香而不燥，循循有調肺之功，治肺虛久嗽，何其穩當。因其味甘氣香，用之助脾，治脾虛腹瀉，怠惰嗜臥，四肢困倦。又取其甘則補陽，以能補中益氣，溫養肌肉，為肺脾二髒要藥。土旺生金，金盛生水，功用相仍，故六味丸中用之治腎虛腰痛，滑精夢遺，虛怯陽痿。但性緩力微，劑宜倍用。」

之前我也提過，肺是嬌臟，容易出現問題。不管是一時著涼，還是大病造成的體虛，都免不了會有咳嗽、氣喘等症狀。特別是秋冬季節，氣候乾燥，肺更容易被外邪侵襲。因此，秋冬的養生原則就是制燥，山藥就能起到非常好的滋陰潤肺作用。

而脾，是生化之源。脾胃一旦出現問題，氣血生成就可能會遇到障礙。天氣或季節轉變時，脾胃是最容易發生問題的。舉個例子，從冬到春，脾胃經過一個冬季之後，自然會變得虛弱，我們也會出現食欲不振、大便稀溏、肢體倦怠等症狀。這時，如果用山藥和薏米一起熬粥，不僅可以治療這些病症，還能根本上調養脾臟。而且粥類物質和其他食物相比，更容易被運化成為氣血。

肝臟主春，也就是說春季肝火最盛。因此春天時，很多女性會感覺皮膚乾燥、頭髮枯槁，還會口舌生瘡、臉上長痤瘡等，這都是因為肝火太盛耗傷了體內的陰血所致。因此，春季必須要補血。要想有效緩解皮膚和頭髮的乾燥狀況，可以多吃一些山藥。

《藥品化義》裡說山藥能補陽，且對遺精等腎虛之症也有很好的療效。這些都是男性的情況。對於女性來說，腎虛引起的症狀除了尿頻，還包括月經方面的問題。因此，山藥對於女性經血的調整也有顯著的作用。

不僅如此，現代醫學也證明山藥能預防心血管系統的脂肪沉積，保持血管彈性，有效防止動脈硬化，減少皮下脂肪沉積。所以山藥是防病和美容的好幫手。以下為大家介紹一些山藥食譜。

	備料	方法	效果
山藥紅豆湯	山藥、紅豆、小湯圓各五十克	1. 山藥削皮洗淨，切塊狀備用。 2. 大火煮開前先浸泡一小時紅豆，接著熄火燜約一小時。放入山藥塊，等到湯滾之後再加入紅糖和小湯圓，水再開時食用即可。	改善氣血不足，尤其是女性生理期的貧血症狀效果明顯。
山藥藥膳湯	山藥枸杞各五克、玉竹、麥冬各十克、鴿子1隻	1. 汆過的鴿子肉放入鍋中煎炒，之後放入高湯。 2. 高湯煮沸後將肉撈至湯罐中，再把洗淨的藥料放入鍋中。煮熟後將湯倒進罐中，文火煮九分鐘；出鍋前放入鹽、味精、雞精等調味料。	治療腎虛、體弱者，適用於腎虛導致的夜尿頻多、腰痠腿疼等症。

脾胃虛弱：開胃健脾蓮肉糕

幾乎每個人都有過食欲不振的情況，特別是小孩、老人和病人經常缺乏食欲，這種情況非常讓人頭痛。中醫認為，食欲不振通常是脾胃虛弱引起的，想要徹底解決，就必須要開胃健脾。

當吃了壞食物、心情不好或生病時，脾胃腸道就會受到不同程度的破壞，此時它們沒有辦法完成食物的消化和吸收工作，所以人會覺得沒胃口。於是為了保護胃腸，就會不想吃飯，這是為了減少脾胃腸道的負擔，讓其儘快恢復。

如果能及時消除傷害，它就會迅速恢復。但在實際生活中，很多患者根本不注意調理，反而反覆刺激腸胃。比如，有的人不停喝酒，有的人喜歡吃辣，這些都會對脾胃造成嚴重傷害。脾胃受到傷害食欲不振，此時，修復的原料又沒有及時補充，恢復自然難上加難。

也許你覺得食欲不振是小問題，但背後卻隱藏著大問題。中醫認為「有胃氣則生，無胃氣則死」，意思就是，有了食欲就可以吃飯、就想去吃飯，人就能活下去。但沒有食欲，就不想吃飯，自然不可能活下去。換句話說，不管是什麼疾病，只要能吃飯，身體還是可以得到充足營養恢復的。由此可見，食欲多麼重要，不能輕忽。

當然，如果是偶爾的食欲不振不用擔心，這種情況主要是在情緒不佳、睡眠不足、身體疲倦、食品單調時，持續時間不會很長，原因消除後自然會胃口大開。但如果是長期性的食欲不振，就必須去醫院治療了。特別是突然出現且沒有明顯誘因，持續時間較長時，這種食欲不振是不容易恢復的，經常會有嘔吐、上腹飽脹等症狀，此時就應提高警惕，因為這類食欲不振通常是某些疾病的早期信號，比如胃潰瘍或胃炎等。

其實，食欲不振的原因很多，但是脾胃虛弱是食欲不振的根本原因。中醫講究「脾開竅於口」，換句話說，脾的功能和口味與食欲的關係非常密切。口淡、食欲不振等又全部是脾虛的症狀。當脾的運化能力不足，進食後就會覺得反胃、胸悶、消化不良、腹瀉、大便稀爛等，中醫上稱為「脾虛泄瀉」。脾胃虛弱時，經常會表現出臉色泛黃、發白，整個人沒有精神，時不時打飽嗝，嚴重還會出現一聞到食物就想吐的情況。

脾胃虛弱引起的食欲不振，可以使用生薑泡糖茶等辦法緩解一時之急。想要根本解決問題，必須從補脾胃入手。建議患者可以多吃一些補脾健胃功效的食物，比如蓮子、茯苓、芡實、藕粉、山楂等，當然也可以食用由它們製成的食品，比如山楂糕等。

茯苓一般生長在松樹根上，因此又稱「松苓」。味道甘甜，入於心、肺、脾經，有利水滲濕、益脾和胃的功效。一方面，甘味入脾，因此茯苓具有補脾的作用；另一方面，由於脾惡濕喜乾，茯苓的利水滲濕作用能有效減輕脾的壓力，達到健脾功效。

芡實又叫「雞頭蓮」或是「雞頭米」，入心、腎、脾、胃四經，也是補脾養胃的佳品。

我再介紹一個專門治療脾胃虛弱的古方，叫做「蓮肉糕」。

蓮肉糕

備料

蓮子二百五十克、糯米五百克、白糖適量

方法

1. 蓮子用水泡發去心，置鍋中，加水適量，煮至爛熟後撈出，用潔淨紗布包住，揉至爛。
2. 糯米淘盡置盆中，加入蓮肉泥，拌勻，再加水適量，上籠蒸熟，待冷後用潔淨屜布壓平，切塊，上盤後撒白糖一層即可。

蓮子味道甘澀，歸脾、腎、心經，味道甘甜故能補脾。《本草備要》記載蓮子可以「開胃進食」，看來蓮子對於健脾補胃確有其效。總之，蓮肉糕所用之物，都是甘甜的味道。中醫認為甘味補脾胃，因此此方對健脾養胃具有良好功效。

心神不安或失眠的人也可以食用此糕。但要注意，便祕的人不適合食用。因為蓮子具有固澀的作用，食用後會加重便祕。

食欲不振的人除了飲食補養調治之外，平時還要養成良好的生活習慣。不隨意喝酒，不吃生冷食物，這些細節對脾胃的關照也非常重要。只有經常注意，才能早日調整好脾胃，保持身體健康。

脾胃虛寒：肉豆蔻蓮子粥

嘔吐的情況很常見，比如酒喝多了會嘔吐、懷孕會嘔吐、看見噁心的東西會嘔吐、吃壞東西也會嘔吐……，絕大多數人都體會過。但在古代人眼中，「嘔」和「吐」是分開解釋的。金代李東垣認為「聲物兼出謂之嘔」，即有物有聲謂之「嘔」，有物無聲謂之「吐」，無物有聲謂之「噦」，也就是「乾嘔」。另外，無聲無物則是「噁心」。因為嘔與吐經常同時發生，所以後來大多並稱為「嘔吐」。

除了喝酒、懷孕等情況外，需要注意的是「吃」出來的嘔吐。特別是炎熱夏天很多人都喜歡吃涼的，冰鎮啤酒、雪糕，吃一些涼性水果，這是很容易出現嘔吐的，而這些又都是因為脾胃虛弱。

中醫的脾胃虛寒包括兩方面：一是虛，脾胃主管食物的消化，吸收食物當中的營養物質，身體健康的人在飯後，食物就會經過消化傳送到大腸。但脾胃虛弱的人，飯後食物會停留在胃中無法消化，自然無法正常傳送到腸道，因此很容易出現胃腸不適，甚至是嘔吐的情況。二是寒涼脾胃喜歡乾燥，不喜寒涼，一旦受到寒涼刺激，會讓其功能喪失，讓食物逆流而上，從口中流出來。

隋代醫學家巢元方《諸病源候論》指出：「嘔噦之病者，由脾胃有邪，穀氣不治所為也，胃受邪氣則嘔。」由此可見，嘔吐往往是因為脾胃受到邪氣。因此，可以說對飲食不加節制成為脾胃虛寒的主要原因。當然，生活節奏越快，壓力越大，身體虛弱、心情壓抑，也都是導致脾胃損傷的主要原因。

一旦脾胃虛寒，脾胃就無法運化水穀。此時，經常會出現害怕冷的東西，喜歡熱的東西，甚至是害怕冷的天氣，總是沒有胃口，一遇到冷的東西就會嘔吐，四肢也常是冰冷的情況。

想要調理脾胃虛寒引發的嘔吐，就必須溫補。可以多吃一些溫熱補脾的食物，肉桂、山藥、荔枝、蓮子、肉豆蔻等。肉桂的味道辛甘，性質也是大熱的，通常會用來補火助陽，因為虛寒而導致的嘔吐經常會用到它。山藥入肺、脾、腎經，能補益脾胃，常用於脾胃虛弱的藥方。我推薦一個針對脾胃虛寒導致嘔吐的方子，叫做「肉豆蔻蓮子粥」。

有些地方肉豆蔻又稱「肉果」，經常做藥用，味道又辣又苦，還帶有一點澀澀的感覺。

肉豆蔻蓮子粥

食材	肉豆蔻五克、蓮子六十克
食譜	肉豆蔻及蓮子（去心），加大米和水適量，煮粥。
效果	肉豆蔻性溫，入脾、胃、大腸經，具有溫中健脾、行氣止嘔的作用，常被用來治療脘腹脹痛、食少嘔吐。蓮子具有健脾功效，可以治療反胃和吐食。整個方子對脾胃虛寒所導致的嘔吐，具有非常好的調節效果。

脾胃虛寒引起的嘔吐患者，在日常護理上也要注意。由於患者陰虛內寒，多喜溫喜暖，所以室內溫度不能太低，要經常待在陽光充足的地方。這種疾病的特徵主要是嘔吐，但並不嚴重，可是時間一長，自然會傷害到身體中的正氣。因此，患者應該注意休息，頤養正氣，但也不能天天躺在床上，更容易引起氣血不暢、精神不振。要掌握好一個原則：既要活動，

但又不要過於疲勞。

在飲食上，以軟食為主，少食多餐。可以用溫熱或是補脾的食物與大米一起熬粥，每隔幾個小時就熱來喝一些，對於緩解脾胃虛寒的症狀很有幫助。

豬肚湯：補養脾胃之良方

《黃帝內經》提到，秋季進補應先養好脾胃，進補目的是讓人體充分攝取營養，進而調補氣血、補益健康。脾胃為人體之本，所以進補時應最先調養脾胃，特別是脾胃虛弱者更應如此。

脾胃功能不好的人應儘量少吃米飯，多吃麵食，尤其是發酵食品，適當喝些粥漿，能逐漸恢復胃氣。《黃帝內經》提到：「漿粥入胃，泄注止，則虛者活；身汗得後利，則實者活。此其候也。」意思是，吃些粥漿可恢復胃氣，大便泄瀉就能止住，五臟之虛也能痊癒。本身無汗，現在卻有汗；本身大小便不暢，現在卻暢通。此即為五實、五虛之症得癒也。

現代人生活節奏加快，很多人都不能按時吃飯，常常餓一頓飽一頓，因此出現脾胃問題，應當及時補養脾胃，而豬肚湯就是補養脾胃的「良方」。豬肚湯的烹調方法有很多種，以下就為大家詳細介紹。

	食材	食譜
豬肚湯	豬肚、生薑	1. 豬肚洗淨，塞入切碎的生薑，紮好口。 2. 放入瓦鍋之中，倒入適量清水，開小火煮至熟爛，薑汁滲入豬肚中即可。
蓮子豬肚湯	蓮子、豬肚、花生、雞精、地瓜粉、鹽、醋	1. 豬肚用地瓜粉、醋洗淨，放入鍋中，加入適量薑片、水同煮，煮開後撈出，放入冷水中過涼，將豬肚切成細條狀。 2. 蓮子掰開，去心，洗淨；將鍋置於火上，倒入適量清水，放入蓮子心、豬肚條，倒入適量洗淨的花生，調入少許鹽、雞精，煮二十分鐘左右即可。

芡實豬肚湯	豬肚、芡實、蓮子、紅棗	1.將豬肚仔細洗淨，放入鍋中，倒入適量清水，煮沸後撈出，瀝乾水分，用小刀刮淨。 2.芡實和去核紅棗洗淨，蓮子去心後放入清水中浸泡一小時撈出，放到豬肚中。 3.豬肚放到鍋中，倒入適量清水，開大火煮沸，之後轉成小火繼續煮兩小時左右，調味即可。
清燉豬肚湯	豬肚、香油、小蘇打、熟豬油、味精、鹽、蔥白	1.將豬肚用小蘇打、香油混合揉搓五分鐘，搓出黏液後用清水沖洗乾淨，再放到沸水鍋中煮半小時撈出，繼續用清水沖洗，洗淨後切片。 2.蔥白洗淨切段，薑洗淨後拍破。將鍋置於火上放入豬油，油熱後放入蔥、薑爆香，再放入肚片翻炒，加入適量鹽，將炒片裝到砂鍋中，倒入足量清水，開中火煮至豬肚熟爛，調入少許味精即可。
白果豆腐皮豬肚湯	豬肚、白果、乾豆腐皮、紅棗、薑、蔥白、胡椒碎、鹽、料酒	1.切除豬肚外的多餘脂肪，放在大盆中撒上適量鹽，反覆揉搓至鹽化掉，之後沖掉黏液，反覆幾次後，加入適量白酒搓一遍，沖洗乾淨，將豬肚再次反轉。 2.將鍋置於火上，倒入適量清水，加入薑片、蔥白，水沸後，將洗淨的豬肚放入鍋中，倒入適量料酒，將豬肚燙至變色後撈出，放到清水中洗淨，同時去掉多餘脂肪。 3.將洗淨的豬肚放到砂鍋中，倒入適量清水、胡椒碎、薑片、去核大棗，開大火燒沸二十分鐘。放入去皮白果，之後轉小火繼續燉四五十分鐘。豬肚燉熟後撈出，切成小塊，之後同泡軟的豆腐皮一起放到鍋中煮二十分鐘，調入適量食鹽即可。

CHAPTER 5

打通脾胃經，不花錢也養生

足陽明胃經：促進人體自我消化

胃主消化，中醫以胃為後天之本，營養都靠胃供應。但是講到美容，面部氣色不好、皮膚容易鬆弛、容易長痘痘、臉色蒼白以及氣血供應不上，可以從胃經調整。

中醫認為脾胃乃後天之本，生命之源。人生病沒關係，只要能吃便有希望康復。但假如食欲不振，吃不下東西，或根本不想吃東西，事情就難辦多了。當胃氣不在，吃不下東西，營養來源管道也就中斷了。

生活中有一些女孩，身材苗條，眉目清秀，但吃得很少，還經常憂鬱，晚上睡不著，指責兩句就能哭。仔細觀察八〇％都有脾胃問題。還有些女孩吃得很少，但突然一下就胖得驚人。到底怎麼回事？

中醫說，思傷脾。脾胃是彼此相和的，這與我們常說的肝膽相照有異曲同工之妙。假如脾傷得太重，就會存濕，濕氣一多就會阻礙血液的流動速度，當然也就影響胃氣。所以有些人憂傷、生氣胃就會不舒服，有的吃不下去飯，有的玩兒命吃飯，這都是脾胃功能不和諧的表現。時間長了，胃部功能就不好了，再嚴重者可能會導致脾胃器機紊亂或者胃潰瘍，更嚴重還可能引起內分泌失調或胃癌。

中醫認為，人體共有十二條經脈、八條奇脈，循環運行於人體，維持正常生命活動。針灸理論正是基於經絡學說基礎發展的。十二經脈以其主導的臟腑功能為主命名，胃經就是十二經脈中的一條，全稱為「足陽明胃經」，是分佈在人體正面一條很重要的經脈。

足陽明胃經主治腸胃等消化系統、神經系統、呼吸系統、循環系統某些病症和咽喉、頭面、口、牙、鼻等器官病症，以及本經脈所經過部位之病症，是對消化系統非常重要的穴位。足陽明胃經從頭部開始，經脖子、胸、腹、下肢以至足尖等。

消化系統有障礙時，會出現疲勞、倦怠、缺乏元氣等症狀。皮膚沒有光澤，顯得黑、黃。嘴唇容易破裂，有縱形皺紋，唇邊容易潰爛。發聲無力，發音模糊。精神不振，遲疑不決，悶悶不樂，經常苦惱，因此更加重消化系統的負擔。有喜吃甜食的傾向。此外，對清淡的食物有偏好，不愛吃油膩的食物。若要長久保持同一姿勢，則會坐立不安，無法鎮定。因為胃經異常，經常為原因不明的頭痛苦惱，出現前頭部和眼睛的疼痛、鼻塞、喉嚨痛、腹脹等症狀；腳部有虛弱、麻痺。出現上述症狀，請刺激胃經上的穴位，症狀就會有顯著改善。胃經是非常長的經脈，主要穴位有四十五個。

其中有幾個穴位非常重要，是胃部經絡上的特效穴位，只要運用一些簡單技巧就可以達到不錯的治療效果。

❶ 厲兌穴

位於人體足第二趾末節外側，距趾甲角三．三公分。

「厲兌穴」名字的淵源：厲是噩夢的意思；兌是八卦中的一卦，代表沼澤。厲兌的意思就是掉進噩夢的沼澤中。所以這個穴位對平時常做噩夢的人特別有意義，對這個穴位施針或按摩，可以緩解噩夢。另外，對於有神經錯亂症狀的人，厲兌穴能靜心安神。

每晚睡前攥一攥第二個腳趾，這麼一攥，厲兌穴就攥住了，再扭扭腳趾肚，最後用指甲掐腳趾肚。把十個腳趾都掐一掐，對於安眠特別有好處。這樣一來，晚上不做噩夢，就該做好夢。

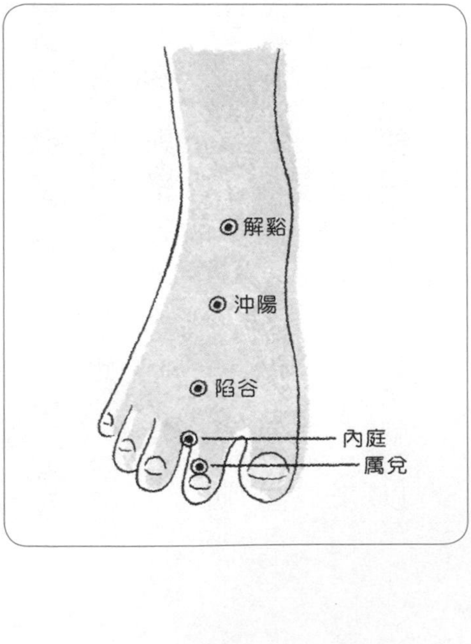

❷ 內庭穴

內庭穴在足背，第二三趾間，趾蹼緣後方赤白肉際處。以艾條點燃後對應腳掌前部的里內庭穴施以溫和灸。艾條距皮膚一・五公分，灸至感到局部灼熱為度。中醫認為，消化不良性腹瀉多因飲食不節、宿食內停、阻滯腸胃、傳化失常而致，表現為腸鳴、泄瀉、舌苔垢膩。里內庭為奇穴，艾灸里內庭可振奮脾胃陽氣、調理氣機、消導積滯、清利濕熱，從而恢復腸胃功能，達到止瀉效果。內庭穴治療實火牙痛。

❸ 陷谷穴

陷谷穴在足背，當第二三蹠骨結合部前方凹陷。有相當多孕婦在妊娠後期會出現下肢浮腫，輕度浮腫常常是下午較明顯，早晨可消失，這是正常現象。若早晨仍不能消失，則稱「妊娠水腫」。下肢浮腫的孕婦，可讓其採用平臥位或下肢略為抬高的體位，從足背開始，沿小腿向大腿方向推拿，力度要輕柔，手法以按、壓、推、摩、輕捏交替混合使用。按壓推揉時，要以陷谷穴為重點。該穴在腳背上第二三蹠骨結合部前方的凹陷處。按壓此處，對顏面浮腫、水腫、足背腫痛都有很好療效。

④解谿穴

在足背與小腿交界處的橫紋中央凹陷中，當拇長伸肌腱與趾長伸肌腱之間按壓解谿穴，反應有局部酸、麻、脹感。同時活動雙患肢。解谿主治：肩關節周圍炎，亦可治膝關節炎，對糖尿病、頭痛、目疾、精神病也有醫療作用。治療手腕扭傷最有效的是指壓「陽池」。以手腕為中心，往不痛之處彎曲，用拇指一面吐氣一面強壓十秒鐘，如此重複三次。如果是腳脖子，指壓「解谿」也很有效。指壓要領同前，在指壓後消腫、止痛。

⑤豐隆穴

在小腿前外側，當外踝尖上二六．七公分，條口外，距脛骨粗隆前緣二橫指（中指）。豐隆穴的穴肉厚而硬，點揉時可用按摩棒，或用食指節重按。找穴要耐心些，可在經穴四周點按試探，取最敏感的點。當有痰吐不出時，豐隆穴會

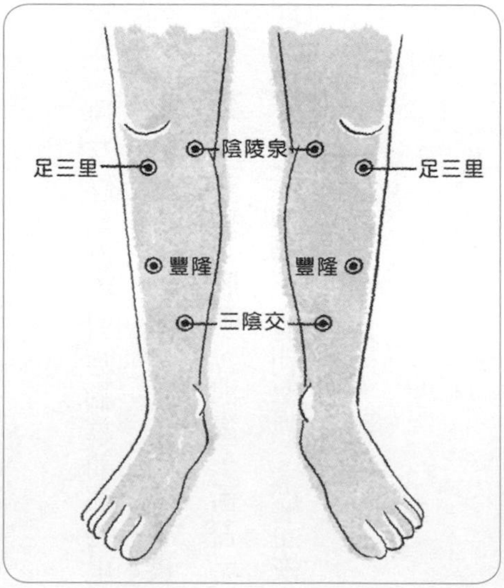

比平時敏感。中醫講的痰濕，是指體內代謝廢物堆積。按摩豐隆穴可以祛濕化痰。豐隆，象聲詞，指轟隆打雷，按摩此穴能把脾胃上的濁濕像打雷下雨一樣排出去。每天按壓一～三分鐘。

❻ 足三里穴

小腿前外側，犢鼻下十公分，距脛骨前緣一橫指（中指）。中醫認為按摩足三里有調節機體免疫力、增強抗病能力、調理脾胃、補中益氣、通經活絡、疏風化濕、扶正祛邪的作用。

民間有「常按足三里，勝吃老母雞」的說法。足三里是「足陽明胃經」的主要穴位之一，是強壯身心的大穴。古今大量實踐都證實，足三里是能防治多種疾病、強身健體的重要穴位。且能抗衰老，經常按摩該穴，對於抗衰老、延年益壽大有裨益。

「三里」是指理上、理中、理下。胃處在肚腹的上部，胃脹、胃脘疼痛時就要「理上」，按足三里時要同時往上方使勁；腹部正中出現不適，就要「理中」，只往內按即可；小腹在肚腹的下部，小腹上的病痛，得在按住足三里的同時往下方使勁，這叫「理下」。

最後，按摩胃經主要是調節胃腸功能。所以飯後約一個小時就可以按揉，特別是足三里、天樞這幾個重點穴位一定要按到。睡前一小時灸一會兒，灸過喝一小杯水。每天早上七—九點沿著胃經的循行敲或按揉最好，這個時段胃經經氣最旺。

常揉陰陵泉等穴，保養脾胃祛濕氣

經常按揉陰陵泉、三陰交和水分等一些穴位，可以強身健體，祛除身體濕熱，美顏美膚。

陰陵泉是健脾利濕的最佳穴位，是脾經的合穴，從腳趾出發的脾經精氣從陰陵泉開始深入人體，刺激它可以起到健脾除濕的功效。

陰陵泉位於膝蓋下方，沿著小腿的內側骨往上捋，向內轉彎的凹陷處就是陰陵泉。建議每天按揉此穴，時間不限制，但要保證按揉時間在十分鐘以上。剛開始可能會感到明顯疼痛，只要能克服堅持下去，疼痛就會逐漸消失，說明脾濕情況逐漸好轉。

還有一個比按揉更有效的辦法，就是艾灸。就像衣服濕了，用火烘烤可能很快就能把衣服烤乾。因此，用艾灸祛除脾濕的效果也會更好。每晚睡前用艾條艾灸，加上按摩保養脾胃的足三里，效果更好。經常按揉陰陵泉，去除眼部皺紋的效果明顯，愛美的女性可以試試。

調養肝脾腎還有一個重要穴位，三陰交，屬於足三陰經的交會穴。對女性而言，補水是非常重要的。在中醫上，又把三陰交稱為「女三里」。該穴位位於內踝尖上方，也就是從內腳踝尖起，向上量四指，在小腿內側骨後緣的凹陷處。

有時嘴巴乾裂脫皮，甚至出血，喉嚨發炎，總是感覺口渴，即使喝水，這些症狀也改變不了。其實道理很簡單，就像晝夜交替，假如沒有黑夜，太陽可能會一天二十四小時掛在天上，地面自然非常燥熱，剛開始是發乾，之後是脫皮，最後是龜裂。此時單純補水是不行的，必須根本解決問題，也就是補陰，而補陰最簡單的辦法就是按揉三陰交穴。

調理肝脾腎、祛除濕熱，最好的辦法就是每天刺激背部的三陰交穴各三～五分鐘。先重點點揉膈俞，再沿著膀胱經往下按，到肝俞處再重點進行點揉。

按揉時間可以根據腎虛、肝虛的輕重情況進行。通常，睡前按兩側三陰交、肝俞和膈俞各三分鐘即可。如果以上操作都需要在睡覺前進行，建議一氣呵成，效果非常好。

利水化濕的第一大穴要屬水分穴，克水濕首先就是要健脾。健脾的穴位主要是陰陵泉和足三里；想要根本上解決水濕的問題，就必須按揉水分穴。

水分是任脈上的穴位，具有調理水分代謝的作用。它位於肚臍上方一橫指處，此處最好能用艾灸的方法。睡前可以直接艾灸或是隔薑艾灸。直接艾灸就是把艾條點燃，放在水分穴上用艾灸烘烤，讓其吸收熱量。隔薑灸就是把生薑切成硬幣大小的薑片，再將艾條剪碎，放在生薑片上點燃。這樣一來不僅吸收了艾條的熱量，還發揮了生薑的藥性，因為生薑本身就具有利水的功效。

如果經常熬夜又喜歡喝水，皮膚就很容易鬆弛。大拇指肚一樣的眼袋就會毫不客氣地掛在臉上，臉也會出現浮腫情況。這就代表身體中已經有水濕，水分代謝出現問題，不能被人體全部吸收，且無法及時排出，這些水濕就會滯留在體內。

眼瞼皮膚非常薄，如果過度疲勞，水濕很容易在此處聚集，最有效的辦法就是每晚睡前，艾灸足三里和水分穴各十分鐘，再按揉陰陵泉三～五分鐘，很快就能消除眼袋和浮腫。

建議把一小杯茶水放在冰箱，冷凍約十五分鐘，再用一小塊化妝棉弄濕後敷在眼皮上，能加速眼睛周圍血管的收縮，減輕眼睛浮腫。

按揉手心勞宮穴，調理腸胃好方法

多年的診斷經驗我發現，脾胃疾病患者大多數是公務員或白領人士。每次遇到這樣的情況，我都會告訴他們一個調理腸胃的好辦法——按捏手心，也就是勞宮穴的位置。

但是沒有必要嚴格在某一個穴位按捏，只需要適當按捏掌心即可。再加上食指正下方是脾胃大腸區，經常在這幾個地方按壓一段時間，堅持下去，絕大多數人都會收到滿意的效果。手心的勞宮穴很好找，握緊拳頭，食指所指的就是勞宮穴。經常刺激可以有效保護心臟。

另外，怎麼判斷自己脾胃出現了問題？仔細分析，這和很多人經常應酬的關係重大。比如商人經常需要參加各種飯局。表面看起來大家坐在一起，吃吃喝喝就完成工作了，輕鬆也開心。但是事實呢？飯局上談事情，不僅食不知味，還容易引起一系列脾胃方面的問題，常見的有胃潰瘍、胃下垂等。

因為脾主運化，吃完飯後需要脾消化，氣血也需要集中於脾胃。這時若不好好放鬆，而是進行思考，氣血肯定會分散一部分到大腦。長時間這樣，食物自然無法充分消化，脾胃功能必然受到影響。

《黃帝內經・素問・陰陽應象大論》記載：「谷氣通於脾，雨氣通於腎。六經為川，腸胃為海，九竅為水注之氣。以天地為之陰陽，陽之汗，以天地之雨名之；陽之氣，以天地之疾風名之。暴氣象雷，逆氣象陽。故治不法天之紀，不用地之理，則災害至矣。」

除了經常應酬的人之外，需要一邊吃飯一邊工作的人，通常脾胃也不太好。比如司機，特別是開長途車、計程車的司機是非常容易患上胃病的，原因就是一吃完飯立即坐上駕駛座。長久如此，氣血自然往腦部走，很容易出現問題。

現在脾胃有問題的人越來越多，我們應該想一想，是不是自己每天吃完飯後就坐在座位上工作。並且，要端正吃飯的態度，千萬不要把吃飯當成填飽肚子的一件差事，而應該好好坐下來，慢慢品嚐飯菜香，飯後休息一段時間再工作。如果能養成這樣的好習慣，再經常按捏手心，堅持一段時間，脾胃一定可以獲得很好的改善。

上面已經介紹勞宮穴的位置，而勞宮穴又是心臟的「宮殿」。如果經常思考問題，心弦自然會繃緊，這時揉揉手心就等於是讓心臟回到家中休息，放鬆神經。

另外，脾胃大腸區也在手心。如果按照區域反射療法的理論，按摩它是直接刺激脾胃的。所以經常對其進行刺激，可以有效增強脾胃功能，改善身體狀況。

建議可以用一個圓圓的小木棒來點壓手心的勞宮穴；脾胃大腸區則可以用另一手的大拇

指按揉，雙手都要按摩，每個地方按摩五分鐘就可以獲得很好的效果。

可能會有人發現自己的生活習慣很難改變，於是什麼也不管了。其實我們要想通，身體是自己的，身體好，才會有保障。因此建議每天抽出二十分鐘按捏手心，堅持去做，慢慢就會愛上它。

動動腳趾，也能促進胃健康

如今越來越多應酬讓我們忘記運動。這種情況下，胃開始抗議了。如果無視抗議，繼續沒有規律的生活，就可能導致各種胃腸疾病。時間一長，身體其他臟腑機能自然會下降，出現疾病。其實，健脾是非常簡單的，只要在空閒時動一動腳趾就可以了。

關於胃經的行徑路線，《黃帝內經・靈樞・經脈》記載：「其支者，起於胃口，下循腹裡，下至氣沖中而合，以下髀關，抵伏兔，下膝臏中，下循脛外聯，下足跗，入中指內間；其支者，下廉三寸而別下入中趾外間；其支者，別跗上，入大趾間出其端。」

這段話是說，胃經的一個分支從胃下口出，沿著腹腔內下行到氣沖，再和直行之脈匯合後下行到髀關，經過伏兔，到西臏中，沿著下肢脛骨的前緣下行到足背善，入足第二趾外側端。

由此可見，胃經的一個分支經過腳的第二趾和第三趾之間，而胃經的原穴沖陽穴也位於腳背上。所以，經常活動腳趾能促進胃經氣血的流通，健胃生津。另外，有意識地活動腳趾還可以轉移注意力、緩解壓力、放鬆身心。

中年人不僅要工作，還要照顧一家人，身心異常疲憊。活動腳趾不僅省時，還非常簡便。要注意的是，活動腳趾時一定要將腳放平，緊貼地面。穿鞋或光腳沒有嚴格要求，只需要利用空餘時間經常活動即可。以下介紹一些具體的腳趾健脾方法。

❶ 坐或臥時，經常活動腳趾，用手去扳扳或按揉。經常進行，自然增強胃腸功能。

❷ 用腳趾抓地、放鬆相結合的方式進行動腳趾的訓練，對經絡實行「一鬆一緊」的交替刺激模式。這就需要每天抽出一點時間，用第二趾和第三趾夾東西。

過年過節或飯局較多，飲食沒有節制時，很容易讓脾胃受到傷害，經常有意識地活動腳趾，就能在一定程度上減輕脾胃的負擔。

活動腳趾時，也可以順便把小腿從上到下按摩一次，效果更明顯。因為小腿上也集中了很多消化系統的穴位，比如大家熟知的足三里、足三陽、足三陰等，經常按揉能健胃養脾。

當然，只通過腳趾健脾是不夠的，還必須改變習慣。很多人都有吃火鍋的習慣，但太燙的食物對身體有害，會燙傷食道，增加患食道癌的風險。太燙的食物也會影響胃腸道等氣血活動，對胃腸產生刺激。最適宜的食物溫度應該是三六～三七度，和人體體溫接近。所以，愛吃燙食的朋友一定要改變自己的不良習慣。

還有一些人，特別是女性，經常吃高糖的零食，比如糖果、巧克力、甜點等。這些食物可能順滑、可口，卻不易消化。特別是巧克力，脂肪含量非常高，經常吃會出現噁心和胃脹等情況。另外，吃太多甜食會出現「泛酸水」，一定要注意。

擠壓肚臍神闕穴，有效防止腸胃炎

肚臍好像生命的起點，卻少有人在意它，更少有人把肚臍和臟腑、大腦聯繫在一起。直到二十世紀九〇年代，肚臍才逐漸成為時尚象徵。有一些追求時尚的女性在肚臍穿洞，打上臍釘，繪上刺青，並且裸露腹部。就這樣，肚臍也成為吸引人們注意的部位。

其實，肚臍是需要重視的，不僅因為它是生命的起點，更重要的是，肚臍處有一個非常重要的穴位——神闕穴。

肚臍是先天與後天的關鍵聯繫點，更是先天經絡系統的核心，如果沒有肚臍，生命也就不存在。中醫學很早就有「臍為五臟六腑之本」的說法，認為神闕穴是調整臟腑、平衡氣血陰陽的樞紐，有非常好的養生保健作用。通過檢測肚臍還能了解臟腑氣血的狀況，只需要擠壓肚臍就可以知道脾胃是否健康。

❶用手擠壓肚臍正上方部位，如果出現疼痛，且肚子有飽脹感，就是胃腑出現氣滯，胃經氣血阻滯不暢，甚至有人會出現飲食減少、噯氣、腹痛等症狀。

❷雙手同時擠壓肚臍，如果肚臍周圍出現疼痛，這是胃腸蠕動減慢的表現。胃腸氣血不足，自然會出現腹痛、悶脹、噯氣、泛酸，甚至噁心、嘔吐等症狀，有的人還會出現腹瀉、便祕交替的現象。如不能及時治療，很容易引發胃腸痙攣或是胃腸炎症。

❸用手指擠壓肚臍，感覺和水一樣，說明脾臟調節水液代謝功能出現失常。若長期不重視改善，身體「水道」就會不通暢，會讓水濕停聚，造成濕阻困脾，這樣又會導致水濕痰飲瘀血的生成。

❹擠壓肚臍時，如果感覺肚臍左上方出現硬塊或者肚臍周圍有硬塊，則是脾胃或腸腑

氣血瘀滯、經絡堵塞。有的人可能還會感覺有氣，或是發出響聲，或感覺有東西滾動，出現這些現象，要及時去醫院診治。

由於肚臍皮薄凹陷，沒有皮下組織，皮膚直接和筋膜、腹膜相連，非常容易受到寒邪侵襲。所以，保養肚臍一定要溫養。溫養肚臍能收到調和脾胃、益氣養血、舒經活絡、延緩衰老。經常採取的方法是按摩和灸法，按摩法比較簡便，而灸法最為有效。

具體操作

雙手搓熱，之後將左手置於右手上，將右手掌心貼於肚臍上側位置，按照順時針的方向按揉六十次，逆時針方向按揉六十次，也可以進行反覆按摩。

按摩時要施加壓力，動作和緩，以腹部有微熱感、無明顯不適為宜。之後再以肚臍為中心，讓按摩的範圍逐漸擴大至整個腹部。此時，手掌施加的壓力可以小一些，以產生熱感為度。如果是排便正常的人，順、逆時針方向各揉按六十次即可。如果是胃火過盛或是便祕，按順時針揉按一百八十～二百次。如果是脾氣虛弱或者腹瀉，則要按照逆時針方向按一百八十～二百次。

最好在早上或晚上睡前按摩肚臍，提醒胃腸有急性炎症、惡性腫瘤或皮膚有外傷的人不能採用此方法按摩肚臍。

艾灸，也是溫養肚臍的常用方法。艾灸時可以採取仰臥姿勢，彎曲雙膝，把艾條的一端點燃，放在距離肚臍二～三公分處懸灸，持續灸二十～三十分鐘即可。

《類經圖翼》裡還提到一種隔鹽艾灸的方法。首先取純白乾燥的食用細鹽填平肚臍孔，在上面覆上一層薑片，之後開始施灸。隔鹽艾灸較適合在秋、冬、春三個季節使用，而夏季在中醫五行裡屬火，艾灸也屬火。所以，夏季採用此法艾灸是很容易造成胃腑上火的。

另外，除了這兩種灸法，還有一種「隔藥餅」艾灸的方法。準備人參、白術、茯苓、甘草四種藥，取相同分量混合後，研為碎末。之後在藥末中加入適量麵粉和水，製作成大約半公分厚、直徑兩公分的圓形藥餅，置於陰涼處晾乾。在準備艾灸時，取一個藥餅，用針在藥餅上刺幾個孔，放在肚臍上就可以施灸了。

這四味藥具有非常好的補養氣血、健脾和胃功效，可以治療脾虛引起的腹瀉、腹痛、腹脹、消化不良、體倦乏力等現象。

按壓合谷穴，快速止腹瀉

我們可能遇過吃壞東西拉肚子，這說明胃腸功能正常。將有害的東西排出，才不會對腸胃造成損害。假若沒有腹瀉症狀，就要懷疑這是否表示腸胃對有毒物質不敏感了，就說明離得腸胃性的疾病不遠了。

腹瀉，中醫學中稱之為「泄瀉」，是一種消化系統的常見疾病。大便稀薄可稱之為「泄」；若大便如水傾注、直下，則叫做「瀉」。

對於泄瀉，不管是中醫還是西醫，都有很多行之有效的方法、藥物。單純將腹瀉當做一種疑難雜症，不是沒有案例，但也不多。到我這治療的患者，基本上可以保證治癒，因此對於治療泄瀉，可以說是「張飛吃豆芽——小菜一碟」。

但是，有一個特別需要注意的問題，就是那種「如水直下而傾注」的「瀉」。在沒有醫療條件的情況下，如何才能及時止住傾瀉、延長時間呢？

有一次，我和朋友到雲南的西雙版納旅遊。旅途中，朋友因為水土不服開始頭疼，嘔吐，接下來就是腹瀉。嘔吐找個塑膠袋就解決了，但拉肚子可要了命，方圓幾里找不到廁所。朋友憋得臉色難看，又不能說出來，只能捂住肚子，緊緊地將腹部頂著。

再這麼下去，不僅無法止住上吐下瀉，朋友還可能脫水昏迷。我想起一個緩解「瀉」的方法，便抓過他的手，緊緊按住手腕上的合谷穴，緩解了一下。最後忍著找到地方解了燃眉之急。正因為緩解了這幾十分鐘，才讓朋友擺脫了可能出現的尷尬。過後這位朋友說，要不是我，他可是丟人丟大了。當時實在一分鐘都無法忍下去，真想拉在褲子裡，要真是那樣，可是大笑話，會被笑話一輩子。

有腹「泄」症狀的人，都會出現胃部墜脹的感覺，既有提前知曉的作用，還可以忍耐大概一個小時。可是腹「瀉」，特別是第一次出現時，經常難以忍受，沒有任何徵兆。假若是在公車上或不方便的地方，該怎麼辦？應該掐住自己的合谷穴，雖然不可能將「瀉」的症狀排除，但可以再堅持一會兒。只要堅持到找到廁所，就是勝利。

合谷穴是手陽明大腸經上的原穴，就像《黃帝內經》說的「大、小腸皆屬於胃」。大腸經與胃經相互連接，按揉合谷穴，就有調和腸胃的作用。找到這個穴位非常容易，只需要用右手拇指將左手虎口的位置摁住，並將右手握緊，靠住左手手掌，右手手指摁住的地方就是了。

掐按合谷穴是臨時應急的方法，如果希望徹底治好腹瀉，還需要藥物治療。但是對於因為食物不乾淨或吃下刺激性食物（如有人肥肉吃多了也腹瀉）這種普通腹瀉，一般就是將不乾淨的東西排泄乾淨，腹瀉也就不再出現了，沒有用藥的必要。在生活中，年輕人基本不會將這種疾病當回事，養兩天又精神抖擻。

雖說腹瀉很平常，但還需要進行適當調理。病人突然排泄出非常多的水分，會造成脫水，所以應該採用食療補充水分。多喝粥，易消化，而且可以快速補充因腹瀉而損失的津液，有利於康復。對於食物過敏引起的腹瀉，可以服用神曲茯苓粥調理。去藥店買一些茯苓、神曲，將這兩味藥材按照一：一的比例放入粳米粥，每天吃一次即可，連續吃三～四天，就可以止瀉消滯、養胃健胃。

總體上，泄瀉的產生，是寒、濕、風、熱等外邪侵害到腸胃，飲食不調節，脾胃損傷，腎陽不足所致。寒濕類的瀉泄，可以將一些乾紅棗、粳米、乾薑放入鍋中熬成乾薑粥，能健脾溫中、止瀉散寒。濕熱類泄瀉，可以吃茯苓、車前草、粳藥粥，以利濕、清熱、止瀉。

如何區分寒濕型與熱濕型呢？非常簡單，就是看糞便的顏色。寒濕大多是大便清稀、腸鳴腹痛；而濕熱型則是黃褐色，較臭，肛門有灼熱感，小便發黃。

如果腹瀉不是非常嚴重，大多數人都會不治而愈。但有些人體質較差，就需要小心對待、精心治療，多半為老年人與兒童，臟腑功能較弱。

打嗝反胃，就按這幾個小穴位

呃逆是一種病，俗稱「打嗝」，主要是正氣虧虛、飲食不節，導致胃氣逆上而造成的。有一次，我到朋友公司談事情，碰見一位客人老打嗝，每說一句話就打嗝，看得很難受。開始因為初次見面，大家儘量忍住不笑，看到兩個年輕人捂嘴笑，客人只能中途退場。說起打嗝，並不是什麼嚴重的病，但會讓自己在某些場合非常尷尬。難怪有人說：「胃疼不用治，頸椎有事還能拖，但是打嗝不可不治。」

中醫講究辨證施治，任何一種病都需要尋根溯源，經過詳細檢查之後方可用藥。大多數打嗝症狀不是非常嚴重，一般不用治療。有的人在打嗝時喝水，水對因食滯而引起的呃逆有緩解作用，但不是所有呃逆都可以用喝水緩解，有的會因為腹中脹氣，水又吐出來。

教大家幾個快速遏制打嗝的方法。

❶ 用雙手中指按壓攢竹穴。該穴位於雙眉內側凹陷處，向內舒展用力時配合吞咽的動作，持續時間不少於三分鐘，感覺這個地方有酸脹感時，呃逆也就隨之停止。攢竹穴是一個鎮痙散風的特效穴，用指壓來治療打嗝，效果是最好的。

❷ 按壓胸口上方的天突穴。按壓時應彎曲大拇指，指甲貼住喉部，指端按揉住天突，

自上而下用力，並保持吞咽的動作三分鐘，感覺該穴位有酸脹痛時，呃逆也會停止。天突穴是一個和胃寬膈、調氣降逆的特效穴，所以用指壓的方法可以有效治療打嗝。

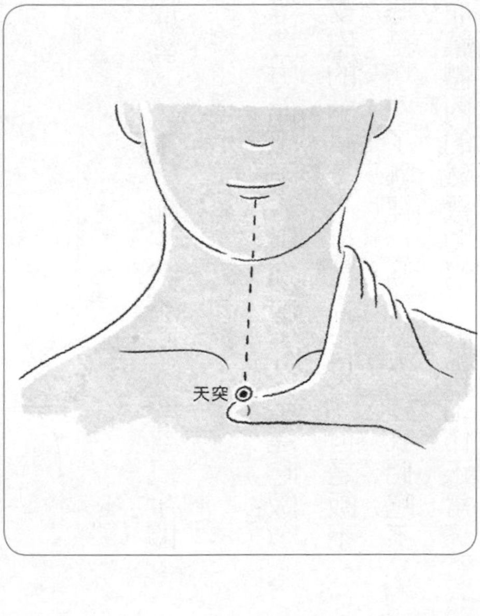

生活中讓人尷尬的事不止打嗝，有時意外的噁心、嘔吐也會讓人下不了台。噁心反胃多發生在夏季。天氣一熱，腸胃就會出現問題，缺乏食欲，吃東西感覺難受、噁心、想吐。有時寒性的冷飲、瓜果吃多了，胃部受涼就會出現消化問題，引起腹部疼痛。如果這種事情出現在正式場合，就會非常尷尬。有什麼好方法能解決呢？只需對幾個穴位簡單按揉，就能緩解反胃症狀。告訴大家幾個穴位的按摩方法，以便自我調節。

❶ 中脘穴。這是治療胃腸性疾病經常用到的穴位，位置在胸骨下端和肚臍連線的中央，大約在肚臍向上十公分。按揉時將單手握成拳頭按摩並緩緩吐氣，或是用拳頭往裡按，按揉幾秒以後就放開，重複十餘次，就能使胃感到更舒服。

❷ 天樞穴。位於肚臍左右兩拇指寬處。將雙手握拳，敲擊這個穴位，持續兩分鐘就可以了。

❸ 足三里。（見P.308圖）胃部不適時按揉這個穴位可以快速緩解。按摩時，一般用拇指或中指按揉。

上述都是應急緩解的穴位，想要根治就需要調節飲食，不暴飲暴食，少吃刺激性食物。

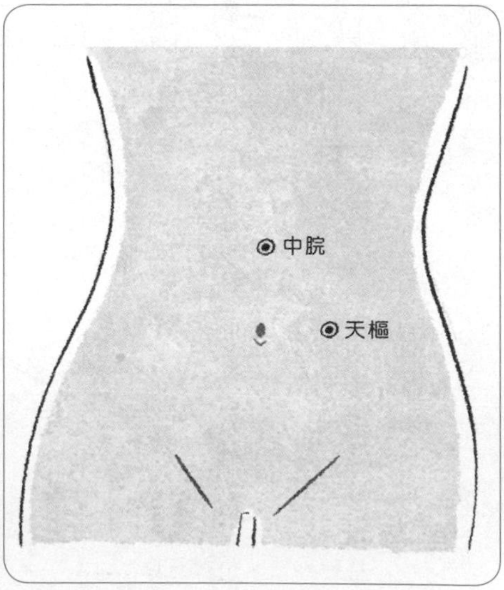

生活中，也許很多人有過這樣的經歷，只要一生氣，特別是吃飯時，就會把筷子一放，起身離座而去，丟下一句「我不吃了」自己生悶氣。甚至有的人想不開，會為此好幾天都吃不下飯。其實這都是「氣」惹的禍。

正所謂：「百病生於氣」，氣可以讓身體、情緒等各方面出現各種問題，甚至連吃飯也會因為「氣」而吃不下。為此，我們也經常會聽到安慰的話語：「生氣歸生氣，但是飯不能不吃，不能和自己的身體作對啊。」可是，這氣到底是堵在了哪裡，為什麼會讓我們吃不下飯？生氣吃不下飯時，最主要是先讓氣順下來，從而讓體內的氣機順暢，脾胃工作正常，脾胃只要開始正常消化食物了，才會感覺到饑餓。

很多人都沒有仔細想過，我們吃下去的食物是由脾胃消化的，但生氣則是肝的問題，這兩者有什麼聯繫呢？中醫說「怒傷肝」，一個人如果生氣，最直接傷害的就是肝臟，容易導致肝經堵塞。而肝木克脾土，肝經出現問題，要不往膽經上走，要不就往脾經上轉。生氣吃不下飯的人，就是因為肝氣的瘀滯轉移到了脾胃，導致脾胃沒有辦法正常工作，無法消化食物。一旦食物無法消化，自然吃不下飯，哪怕只是勉強吃幾口，也食不知味，嚴重者甚至吃什麼吐什麼。

所以，如果有人氣得不想吃飯，不要急著安慰他，先讓他冷靜一下，之後可以為他沏上一杯濃濃的茉莉花糖水，這比任何安慰的語言都有效。

茉莉花糖水非常簡單，把茉莉花加入清水，放入鍋中煮沸，或是將茉莉花放入杯中用開水沖泡，再根據每個人的口味，放入適量的白糖。一杯簡單的茶，卻可以溫暖人心。最重要的是，茉莉花具有非常好的疏肝理氣作用。

《本草綱目》中關於茉莉花的記載，「解酒和中，助脾氣，緩肝氣」。由此可見，時不時喝上一杯茉莉花糖水，不僅是生活的享受，更是對身體的呵護。平時喜歡生悶氣的朋友，可以用來代替咖啡等刺激性飲料。要特別提醒，白糖不要放太多，否則會妨礙茉莉花的藥效。

茉莉花糖水能舒緩情緒、疏理肝氣，若想要徹底把這股氣順下去，讓脾胃功能運作起來才是真正的治本之策。建議喝茉莉花糖水時，最好能配合以下的按摩方法。

在膝蓋附近找到足三里和陰陵泉，用大拇指各按摩五分鐘。如果用手指按摩費勁，可以取一個圓柱狀的小物件，比如圓珠筆或筷子的圓頭來充當按摩的工具。

足三里不僅是人體第一大補穴，還有助消化。此外，陰陵泉穴對改善脾的功能也有很好療效，可以消食導滯，對於肝火造成的脾胃運化無力有調節作用。因此，所有和脾胃相關的問題都可以找它。

陰陵泉是脾經的合穴、水穴，具有很強的健脾祛濕功效。結合這兩個穴位，對於暢通肝經襲來的火氣、健脾益氣、調節脾胃運化食物的能力大有幫助。一旦脾胃消化食物的能力增強，食欲就會變好，吃飯時也會覺得飯菜香，營養更容易被人體吸收。

CHAPTER 6

順時養生，一年四季護好胃

春火大，易傷肝，保肝護脾是關鍵

春節期間，親友歡聚一堂，常吃過多導致消化系統及腎臟的負擔增加。春節過後，陽氣上升，五臟六腑蓄積的內熱之毒也出現春燥，導致肝火旺盛、身體炎症，出現口腔潰瘍、咽喉腫痛、便祕、色斑等症狀。加上春季轉暖，人體水分大量流失，天氣陰晴不定，不能保持新陳代謝的平衡和穩定。人的脾胃功能因而不強，再加上春節期間的折騰，脾胃會受到很大傷害。

此外，隨著氣溫上升，空氣中的濕氣也會增加，特別是雨水節氣過後，更是水潤多了。脾臟對濕氣較過敏，也就說濕氣會加重脾胃負擔，容易出現拉肚子等症狀。在中國古代中醫典籍中，就有許多關於雨水後保養脾胃的記載。脾胃強壯了，人體自然跟著強壯，因此要在春季重點保養脾胃。

春季應少食油膩之物，以免助陽外泄，否則肝木生髮太過，則克傷脾土。唐代養生學家孫思邈在《千金方》說：「春七十二日，省酸增甘，以養脾氣。」五行中肝屬木，味為酸；脾屬土，味為甘，木勝土。所以，春季飲食應少吃酸味，多吃甜味，以養脾臟之氣，可選擇韭菜、香椿、百合、豌豆苗、茼蒿、薺菜、春筍、山藥、藕、芋頭、蘿蔔、荸薺、甘蔗等。

《千金月令》：「正月宜食粥……一曰地黃粥，以補腎（鮮地黃一百五十克，搗汁備用，粳米五十克洗淨，冰糖適量，同入鍋中加適量水，煮成粥後，將鮮地黃汁倒入粥內，文火煮二十分鐘即好）。二曰防風粥（用以祛四肢之風（取防風一份，煎湯去汁煮粥）。三曰紫蘇粥，取紫蘇一份，炒至微黃，略有香氣時，煎汁煮粥）。」少吃生冷黏雜食物，以防傷及脾胃。

春天肝臟易上火，肝臟又會影響情緒。肝臟損傷，自然也會影響脾胃功能。因此，保護脾臟時，也要保護肝臟，並克制情緒，不要亂發脾氣，多參加些愉悅心情的活動。

如果是長期肝鬱、情緒低落、容易心情煩躁、習慣嘆氣的人，春季也是最合適養肝解鬱的時節。可以用決明子十克，菊花、桑葉各五克，適量冰糖調味，代茶飲。還有一方五花開鬱茶，用玫瑰花、芍藥花、素馨花、百合花、佛手花各三克泡茶，對肝鬱不解、憂鬱成疾的患者頗有奇效。

春天人容易犯睏。因此要注意睡眠，儘量不熬夜，不長時間加班，晚上十點前入睡最好。中午時，有條件的人一定要睡個午覺，能幫助保養脾胃。

另外，春季氣候變化無常，有虛寒胃痛的病人要注意保暖，避免受冷；有脾虛泄瀉，可在臍中貼暖臍膏藥，同時還應少吃生冷瓜果等；如感到胃脘部發冷，可及時服用生薑茶。

夏濕重，易脾虛，健脾祛濕是關鍵

入夏以來，張先生常加班至深夜，偏偏遇上超級「火爐天氣」，讓他備感煩躁。前幾天，他出現胃脘不適、灼熱吞酸、口苦嘔惡、晨起加重、噯氣便乾、睡眠欠佳等症狀，經檢查診斷為膽汁反流性胃炎。中醫診視見其舌質紅、苔白膩，脈弦數。

這就是由膽胃鬱熱引起的。膽為中精之府，具有藏、泄的雙重作用，參與食物消化。胃腑其性主通降，以降為和，胃氣的通降有賴於膽氣的通降，邪入膽經，膽經屬木，木善上乘胃，吐則逆而膽汁上溢，所以嘔苦。

濕為夏主氣，人體的脾臟與之相應。中醫認為濕為陰邪，好傷人陽氣，尤其損傷脾陽。由於脾臟有喜燥而惡濕的特點，一旦受損則導致脾氣不能正常運化，而使氣機不暢，表現為消化吸收功能低下，臨床可見脘腹脹滿、食欲不振、口淡無味、胸悶欲吐、大便稀溏，甚至腹瀉、水腫。除了自然界的濕氣，夏季人體也容易因脾陽虛、運化水液功能障礙引起體內水濕停滯之證。外濕、內濕相互影響，加重對脾陽的損傷。

既然夏季易脾虛濕困，相應對策就是健脾祛濕，把多餘水濕排出體外或減少體內水濕產生。濕邪有寒熱之分，祛濕之前也應分清是寒濕還是濕熱。

寒濕的人舌苔白、膩、厚，口淡，甚至感到甜，在同樣的室溫下，比別人易感到冷，喝熱水感到更舒服。寒濕者，可以使用健脾益氣、溫陽利濕的方法，如參苓白術散、理中湯、苓桂術甘湯等都是臨床常用中成藥。可以常吃利水除濕或芳香化濕的食物或藥物，如鯉魚、茯苓、扁豆、薏米、白蔻、砂仁、橘皮等。吃少許辛辣、溫熱的食物也可以起到散寒祛濕的作用。

濕久困於體內，就會鬱久化熱，變成濕熱。濕熱者舌苔黃、厚、膩，口甘苦，大便黏滯不爽，小便黃。濕熱者，治療重點為清熱利濕，如六一散、三仁湯、平胃散、連樸飲、茵陳蒿湯、葛根芩連湯等。苦瓜有消暑解毒的功效。西瓜可以消暑利濕。番茄營養豐富，有清熱、解毒、止渴的功能。黃瓜可以清熱、利水、消暑，綠豆能清熱解毒；荷葉清暑利濕。

秋氣燥，易陰虧，益氣溫中是關鍵

經歷酷熱的夏季，人們由於頻飲冷飲、常吃冰凍食品，多有脾胃功能減弱的現象，特別是體虛者。

立秋後，氣溫變化較大，晝夜溫差懸殊，很多人的胃病在此季復發。這是因為人體受到冷空氣刺激後，血液中的化學成分組織胺增多，胃酸分泌增加，胃腸發生痙攣性收縮的機會大增，抵抗力和適應性隨之降低。又因天氣轉涼，食欲旺盛，使胃和十二指腸的負擔加重，所以容易導致胃病，尤其是原來患有胃病的人在秋季很容易復發。

入秋以來，陳女士常因晚上睡覺忘記蓋被子而發涼驚醒，前幾天又淋了雨，本來食量就不大的她出現了脘腹痞悶、不思飲食、腹部喜暖喜按、面色萎黃、語音低微、四肢發涼、神疲乏力、大便溏薄症狀。

她的症狀是典型的脾胃不和。平素脾胃虛弱，故食量不大，受涼後出現脾胃虛寒徵象，寒者得溫易散，虛者得按則舒，故喜暖喜按；脾主四肢，主運化，陽虛則四肢不溫、神疲乏力、大便溏薄。

治療陳女士的症狀，應益氣溫中、健脾和胃，可選黃芪建中湯合參苓白術散加減。藥用黃芪、桂枝、白芍、炙甘草、乾薑、木香、大棗、黨參、白術、白扁豆、茯苓、山藥、白蔻仁、砂仁、大腹皮、川樸花、薏苡仁。

秋季脾胃病的又一個特點是因涼所致，此類患者可選用的中成藥物較多，如香砂平胃丸、人參健脾丸、理中丸等。

最近，張大媽所在的城市很長時間沒下雨了，路上塵土飛揚，她老覺得上火，前幾天胃脘灼痛，感覺很餓卻吃不下東西，吃一點已覺得很飽，晚上更是心煩得睡不好覺，口乾唇燥，口腔中有數個潰瘍，有時牙痛、大便乾結。

張大媽這個屬於胃陰不足。胃失濡養，故胃隱痛或灼痛；虛熱內擾，故胃脘嘈雜；胃失津潤則不欲飲食；陰虛內熱則心煩不眠；津虧液少則口乾唇燥、大便乾結；牙痛時作、口腔潰瘍、舌紅少苔、無苔或少津，脈細數為陰虛內熱之象。

治療這個病症應養陰和胃，可用麥門冬湯合竹葉石膏東加減。藥用麥冬、玉竹、石斛、沙參、黨參、粳米、淡竹葉、生石膏、甘草、大棗、山楂、火麻仁、瓜蔞仁。

秋季燥氣較重，易於耗傷陰液，容易導致胃陰虧虛，平時可選用益胃湯、百合山藥粥等來預防，中成藥可選用麻仁膠囊、複方蘆薈膠囊等。

中醫認為「四季脾旺，不受邪」。對於脾胃虛弱的人，立秋後及時調理脾胃，能有效預防呼吸系統、胃腸道系統疾病的發生，更會對冬季養好脾胃起到很好的鋪墊作用。

冬氣寒，寒邪重，溫胃暖脾是關鍵

冬季冷空氣刺激，容易導致胃腸道疾病。中醫的角度，就是寒邪易傷脾胃，誘發胃腸道疾病，如慢性胃炎、消化道潰瘍、消化道出血、胃腸功能紊亂等病變。此外，人們更偏愛辛辣、油膩的食物，認為這些食物能暖胃暖身。實際上，過食滾燙、辛辣的食物也會誘發胃腸道疾病。同時，較低的溫度也促進食欲，吃過多的結果是加重脾胃負擔，導致消化不良，出現胃部不適和腹脹等症狀。加上冬季運動較少會影響消化速度，更容易造成消化不良、胃腸功能紊亂等情況。

另外，冬季往往過多強調進補，於是常吃燉品。這些燉品往往都很油膩，過多進食高熱量、高膽固醇食物會加重腸胃的負擔，導致消化不良、胃部不適、脹氣等。

中醫的進補應該是符合自然規律的，冬季是一個斂陽藏精的季節，進補就以補陰為主。可以多吃點養陰的食物，如核桃、黑芝麻、桑葚子等，以補腎陰。男子以腎為先天，可以用滋陰的藥養陰分，比如黑芝麻。女子以血為先天，一生中都和經帶胎產緊密相連，所以容易血虛，可多食用核桃、黑芝麻、阿膠等。

另外，冬季進餐時一定要注意保溫，不食用過冷過硬的食物。為了增加禦寒能力，可以適當進食蛋白脂肪類，脂肪的攝入量可以略多於夏季，但不可過度。食物烹飪方法，冬季應以煮、燉、蒸等為主，這種烹調方法做出來的食物較容易保溫，也較容易消化和吸收。

需要強調，冬季護胃尤其要注意胃部保暖。根據天氣變化及時添加衣服，特別要注意腹部保暖，以免胃腸道受到寒冷的刺激。冬季天氣冷，戶外活動量減少。身體長時間得不到鍛煉也會影響消化功能，胃腸蠕動也會減慢，造成食欲不振、胃腸功能紊亂等。所以，適當的運動對於健胃也是必不可少的。

CHAPTER 7

中醫小驗方，尋常胃病一掃光

慢性胃炎，不妨吃點「草」

一位老人來就診，他的生活極為坎坷，年紀一大就出現胃酸、胃疼、胃脹的症狀。他曾到社區診所看過，診斷為慢性胃炎，但是覺得藥太貴就沒有治療。聽別人說我有一些省錢方子，特意過來詢問。我進行檢查後，決定開兩個既便宜又有效的方子。

第一個是蒲公英泡水飲用，早晚各飲用一次，一個月為一個療程。

第二個是取十克甘草，用開水浸泡十五分鐘，加入一些蜂蜜攪拌。飯前服用，一日三次，半個月或一個月為一個療程。

蒲公英不僅能殺滅、抑制幽門桿菌，還能修復損傷的胃黏膜，對慢性胃炎也有治療作用。

第二個方子的原理非常簡單。幽門桿菌是慢性胃炎的直接原因，而蜂蜜、甘草都有殺菌作用。研究顯示，它們對幽門桿菌，甚至是對常規抗生素耐藥的幽門桿菌具有強效的殺滅作用。另外，蜂蜜味甘，中醫認為可以緩解胃疼，且蜂蜜營養成分很高，能幫助胃黏膜修復、癒合。患者應該在飯前一小時服用，根據研究表明，喝完蜂蜜後進食會促進胃酸分泌，但是飯前一小時服用能減少胃酸分泌，對反酸的症狀有緩解作用。

治療慢性胃炎，最重要的就是將腸胃中的幽門桿菌殺死。現在由於臨床對抗生素的濫用，幽門桿菌也有了耐藥性。現代中藥研究發現，有不少中藥都對幽門桿菌有抑制作用，其中效果最明顯的就是黃連。黃連泡水服用能治療慢性胃炎，但味道非常苦，很多人受不了。我們還能選擇其他中藥，如蜂蜜、甘草的殺幽門桿菌效力都強於黃連，而且口感極佳，堅持服用的效果非常突出。

一個月後，老人打來電話，他兩個方法都在用，用藥第二天胃部就舒服多了。我聽了非常高興，讓他堅持服藥。因為中醫重在調理，見效之後還需要鞏固。

白芨、大黃，減輕消化道潰瘍

俗話說：「人是鐵，飯是鋼」，只要一頓飯不吃或沒吃飽，就會不舒服、難受。如果長期不注意飲食規律和保護腸胃，很可能患上腸胃病，比如胃潰瘍或十二指腸潰瘍等。大多數腸胃病患者在病症剛開始時，都對其掉以輕心，把它當成普通胃病，買點胃藥吃吃就算了。雖然買藥吃的確有一點效果，但卻很難根治，反反覆覆之後，病就拖得越來越嚴重。

萬先生就是這樣。作為一個生意人，他經常忙得顧不上吃飯，又常空著肚子陪客戶喝酒。幾年下來，胃就出了很大問題，有時還有黑便，去醫院做了胃鏡，診斷為胃潰瘍，還有幽門桿菌感染。醫生開了一些藥，但因疼痛輕微，萬先生也沒有太在意，吃了幾天藥後感覺沒什麼大礙了，就把藥往旁邊一扔，忘記醫生叮囑他要按療程服藥。

一個多月後，他的胃部又隱隱作痛，不過沒有黑便，於是吃了幾天醫生開的藥，感覺不痛了，就這麼吃吃停停反覆幾次。再過一段時間，胃痛又發作了，而且又有黑便症狀，他再像以前那樣吃藥已經沒有效果。只好再來醫院看病，在朋友的介紹下找到了我。

我看他的病歷，之前醫生開的處方中有兩種藥。一種叫「奧美拉唑」，是用來減少胃酸分泌的，是正規的胃潰瘍三聯療法的用藥。這藥治療胃潰瘍效果不錯，萬先生卻服服停停，中途還自行服用其他藥物，藥效大打折扣。

我思考了一下，最後決定用中藥調理，考慮到他工作繁忙，就開了一個簡易的偏方：大黃和白芨各二百克，打粉後備用，每日飯前一小時用溫開水沖服，堅持四週。

萬先生看這偏方簡單易行，就老實服用了兩個星期。複診時他說，上次看完病當天回去他就依方服用，胃痛明顯減輕了。第二天，大便顏色恢復正常，胃痛症狀也消失了。在兩個星期裡，他一直按方吃藥，胃痛、黑便也沒有出現過，問我是不是要繼續吃。我告訴他最好再堅持兩週鞏固療效，於是他老老實實又吃了兩週，回來複診時，自訴症狀全部消失。我讓他做了一個呼氣試驗，發現幽門桿菌已經完全沒有了。

現代研究發現，大黃對於幽門桿菌具有較好的殺滅和抑制作用，在所有能殺滅幽門桿菌的中藥中排名相當靠前，而且可以改善腸胃黏膜中的血液灌注量，從而改善胃部的微循環，使腸胃的氣血流暢運行。此外，大黃還可以直接凝血、止血。早在漢代張仲景的《傷寒論》中就記載過大黃可以治療吐血，現代臨床也會使用大黃治療消化道出血。

白芨含有白芨膠，可以在消化道黏膜表面形成一層保護膜，有效保護潰瘍面，以促進其修復癒合。在潰瘍出血的局部，白芨還能增強血小板功能，促進血液凝固，達到止血效果。這兩味藥並不只能用於病情不太急的消化道潰瘍，哪怕是消化道大出血，臨床上也常用到。

要特別注意，大黃和白芨這兩味藥打成粉之後沖服，必須一口氣喝下。主要是白芨沖水後會特別黏，如果慢慢喝，白芨就會附著在口腔黏膜上，口感自然不好。注意沖服時要少放水，把粉調成糊狀；如果糊狀難以下嚥，就盡可能減少水的用量，讓藥物濃度越高越好。遇到口感不好的中藥不用擔心，只要講究一點沖服技巧，中藥也能吃得輕鬆快樂。

炒米調湯，快速止瀉

朋友前幾天吃燒烤，吃了一些毛豆感覺肚子痛，不停拉稀，便打電話給我。我知道原委後，告訴他一個辦法，非常簡單，就是將炒米放入水中煮成米湯，放上一小撮鹽，調和後再喝。朋友按照方法進行，幾個小時就止住了腹瀉，人也精神多了，一晚上就康復了。

炒米治腹瀉是一個古老方法，效果明顯。炒米是溫性的，米可以起到養胃的作用，所以用炒米能溫胃健脾、散寒祛風，有止瀉作用。吃壞東西引起的腹瀉，只要將腹中的髒東西排泄乾淨就行了。腹瀉最危險的是不停拉稀，水分、鹽分一直排出，出現脫水、電解質紊亂。

我的朋友表現出眼眶凹陷、有氣無力，就是體內脫水、低鈉的症狀。若腹瀉患者是兒童，甚至會危及生命。這時若是喝生理鹽水，腹瀉時的腸道是無法吸收鹽分的，不管喝多少，很快都會穿腸而過，不能為身體補充水分。二十世紀六〇年代，根據研究表明在鹽水中加入一些葡萄糖，通過腸道的葡萄糖—鈉離子耦聯吸收機制，可腹瀉狀態下的身體補鹽、補水。

進一步科學研究，炒米、炒米粉（熟米粉）這些隨處可見的食物可以用來代替葡萄糖，因為大米中最主要的成分就是澱粉，分解後能產生葡萄糖。米湯還有止瀉作用，能減少患者的排便量，縮短人體排便的時間。

在米湯中放入鹽治療腹瀉是一種比較有效的方法，備受腹瀉苦惱的朋友不妨試試看！

生薑瀉心湯，治療胃中不和有奇效

薑為生活中必不可少的調料，也是應用廣泛的藥物。平時感冒發燒可以熬薑湯喝。從中醫的角度，生薑為助陽之品。自古以來，中醫就有「男子不可百日無薑」之說。傳說，白娘子盜仙草救許仙，那仙草即為生薑芽。生薑別名「還魂草」，薑湯即為「還魂湯」。

在中藥中，薑的使用率也很高。張仲景著的《傷寒論》中共擬一一三方，生薑之方就有三七個、乾薑之方有二三個，由此也能看出薑的重要性。

薑有生薑、乾薑之分。乾薑屬性熱，辛烈性較強，能溫脾胃之陽、溫肺化痰，臨床上常用乾薑治療中焦虛寒、陽衰欲脫、寒飲犯肺喘咳等症。生薑味辛性溫，具有發散風寒、化痰止咳、溫中止嘔、解毒之功，臨床上常用其治療外感風寒、胃寒嘔逆等病，被稱為「嘔家聖藥」。

為大家推薦的生薑瀉心湯，源於張仲景的《傷寒論》，主要構成藥材為：甘草、人參、乾薑、半夏、黃芩、黃連、生薑、大棗。該方劑為和劑，可以調和脾胃之氣，以解寒熱之紛，同時增補中氣。人體脾胃各有各的功能，脾主升清，胃主降濁。若升降無序，身體就會出問題，此時用芩連的苦寒降之。脾氣不升則寒瀉利生，要用帶辛熱的乾薑溫補，而半夏消痞能開豁痰氣。脾胃氣弱，則不可上下斡旋，要用參、草、棗補之。該方劑苦降、辛開、甘補，散飲消痞，能治療中州不和等病，多用在胃下垂、胃擴張、慢性胃炎等胃陽虛弱、水飲內停症。

我有一個朋友擔任大公司總經理，工作壓力非常大，幾乎每天都加班到很晚。前段時間，體檢查出他患有輕度胃炎，他也沒當回事。沒過多久就覺得身體不舒服，經常不想吃飯，三天兩頭腹瀉，開始懷疑自己是不是哪兒出了問題。

同事笑話他一個大男人整天疑神疑鬼，沒體檢前不是照樣生活、工作，也沒覺得不舒服，體檢結果一出點問題，就這兒不舒服那兒不舒服了。同事這一「調解」，他也就真把心放寬了，仍舊照常上班。一週後，他感到精神狀態越來越差，連爬樓梯的力氣都沒有，大便溏稀，甚至有虛脫的感覺。他到藥店買藥，藥店裡的人依據描述，認為他患的是腸胃炎，給他開了諾氟沙星和黃連素口服液。沒過多久，症狀就得到了好轉。

之後他去出差，隨身帶了些藥。但是到了外地，不知是水土不服還是飲食不規律，幾乎天天都在吃藥，返程中一直不舒服，腹痛、腹瀉一同找上他。火車上藥品有限，他趕忙打電話給我，將經過敘述了一遍，我心中大致有個數，叮囑他弄到薑，用開水泡薑喝，能稍稍緩解症狀，熬過這段行程就好了。

起初他並不相信我開的方劑，但是難受得坐立不安，只得讓列車員幫忙找了一些薑。幾個小時之後，火車終於停了下來，朋友趕忙坐車來我的診所，有氣無力地躺在沙發上。他說上火車開始腹痛，上廁所的次數不下十次，大便水樣，使他頭暈目眩、渾身無力。喝過生薑泡水後，感覺好很多，否則根本堅持不到下車。他告訴我一路上覺得胸口堵得慌，我讓他張嘴，看到他的舌苔滑膩，於是煎服一劑生薑瀉心湯。喝完後讓他躺在沙發上休息一會兒。第二天，他的精神非常好，夜間只上過一次廁所。我又為他開了兩劑，讓他帶回家煎服。兩天後症狀全部消失。

《傷寒論》第一五七條：「胃中不和，心下痞硬，乾噫食臭，脅下有水氣，腹中雷鳴，下利者，生薑瀉心湯主也。」就是生薑治療胃中不和的原理。如果有人腹瀉，腹中雷鳴，伴有乾噫食臭，就能用此方解決。如果腹瀉症狀不明顯，便溏，每天兩三次，並且喜歡打嗝，也為脾胃不和的表現，應喝些生薑瀉心湯。

疾病的治療都倚靠「對症下藥」四字，生薑瀉心湯的關鍵點為調和胃中不和。因此，只有在解決此方面問題時才更加有效。

枳術湯，對付胃病效果好

中醫認為「腎為先天之本」，而「脾胃為後天之本」。古人非常重視脾，脾在五行中屬土，有「載物」「生髮萬物」的性質。脾胃掌管飲食消化、吸收以及傳輸營養、水分等過程，以供人體生命活動的各個組織器官所需，所以用「後天之本」來形容恰到好處。

脾和胃都是消化食物的主要臟腑，二者相互關聯，構成表裡。胃主受納，脾主運化，一同完成消化吸收、運輸營養物質的任務。胃主降，水穀才得下行，利於消化；脾主升，水穀精微才可輸布全身。

人為了維持生命活動，需要每天攝入一定量的水。但由於各種原因，尤其是負責運化水液的功能出了些問題，容易產生不正常的水，我們可以稱其為「病水」「壞水」，這些水即為我們所說的水飲。

水飲發生位置不同，表現症狀也不同。水飲在表，可能會身體沉重，水腫。水飲在裡，表現為愛拉肚子。胃中有水飲，可能表現為心悸，胃中「光噹光噹」的。水飲上走，可能會導致頭暈、氣短等。水飲停在四肢關節，可能表現為關節疼痛難愈。水飲與熱結合，可能表現為濕熱、痰熱。水飲和寒結合，即平時說的寒飲、寒濕。

俗話說得好「十人九胃病」，此話為醫學大家李東垣說的，他寫過一本傳世醫學名著《脾胃論》，就是強調多數人都有脾胃問題。根據多年臨床經驗，脾胃問題多為虛寒所致，虛寒的脾胃通常會兼夾水飲。因為脾胃主運化水液，功能不好容易出現病水、壞水，此時就要用到枳術湯幫忙。

枳術湯只有枳實和白術兩味藥，源於張仲景的《金匱要略》，取枳實十五克、白術十克，加入一百五十毫升水煎汁，汁熬到剩下一半即可。接著再用同樣方法熬一遍，將兩次熬得的汁混在一起，每天早晚各飲一次，每次五十~六十毫升即可。

枳術湯雖然只有兩味藥，卻是治療水飲結於心下的良方。方劑之中的枳實多於白術一倍，行氣散結除飲，健脾利水，用於因實而致的脾虛。兩藥一消一補，攻補兼施，互相為用，而消大於補為其特點。傳統氣機為一升一降，符合脾升胃降生理特性。歷代醫家皆選此方治療胃脘痛、痞滿，療效甚好。臨床實踐證明，發現此方可用在水飲、食積結於心下影響脾失健運的胃脘痛、痞滿症對於多數慢性胃炎、胃十二指腸潰瘍、胃腸功能紊亂、胃下垂、便祕等症均有很好的效果。

有一次，我和朋友去旅遊，可能是水土不服，晚飯過後朋友開始肚子發脹、胃裡泛酸、口中時不時翻上一股氣。仔細一想，此症剛好符合了枳術湯特點。於是我將隨身帶來的中藥按方為朋友熬了一碗，一劑下肚，症狀消失一大半。

然而，枳術湯並非僅針對簡單的水土不服，可以說是個萬能方。張仲景以枳術湯為主方，搭配其他藥方，得眾多方藥。枳術湯主要治水飲停於心下導致的「心下堅，大如盤，邊如旋盤」，若伴隨腹脹痞滿，則配伍厚樸大黃；伴隨胸悶痛，則配伍薤白栝樓實；伴隨腹痛，則配伍白芍。

枳術湯除了能治胃病，日本醫家湯本求真認為此方還可治療肝腹水。因為肝硬化導致脾腫大時，心下也能出現心下痞堅如盤。總之，無論是胃的還是肝的病變，都離不開「水飲所作」。與現代醫學結合看，枳實行氣，也就是促進胃腸蠕動、增強胃排空、減緩胃瀦留（胃排空延遲），為中藥胃腸動力劑。白術可以將滯留在組織間液、腹腔、胃腸腔等體腔中的多餘水分「拉入」血管中，通過腎臟排出體外。

過年過節，滿桌子好吃好喝，腸胃不適也成了常事，尤其老人、小孩等腸胃功能較弱，容易腹脹、噁心、胃呆、大便祕結、噯氣酸腐、肚腹脹熱。推薦熬些消食化積粥，比如取大米一百克、茶葉六克，將大米淘淨後放到鍋內，倒入適量清水，再將茶葉放到沸水沖泡六分鐘，取出茶葉汁倒在鍋內，和大米共煮成粥即可。對於飲食不節導致的食積，還可服食山楂片或用午時茶煎湯溫服等，操作方便，還可健脾消食、理氣和胃。

附子理中湯，防治腸胃功能紊亂

附子為經常用到的一味藥，主治回陽救逆、補火助陽、散寒止痛，有「為回陽救逆第一品藥」之說。附子一物，上下、攻補、寒熱、行止、內外均可，隨其配伍的不同而變化無窮，使用得當則療效卓著，在群藥中有不可替代的作用，被奉為「百藥之長」。

但是，附子有毒，用不好會出性命。附子的用量向來存在很大爭議，通常不超過十五克。臨床醫生會根據患者病情，加大用量至三十克左右。內寒嚴重，可增至五十克左右。所謂的「火神派」，會用到一百克以上。具體用量視情況而定。

一定要先煎附子，九克先煎半小時、十五克先煎一小時、三十克以上先煎兩小時，之後二煎，開小火煮四十分鐘即可。煎附子時可以入一塊生薑，約三十克，拍碎即可，再配合蜂蜜三十克效果更佳，能減輕附子的毒性。

附子理中湯——出自明朝方賢著的《奇效良方》。構成藥材：人參、白術、乾薑（炮）、附子各十克，炙甘草五克。適應證：中寒中濕，嘔逆虛弱。

經常有一些慢性腹瀉的患者來看病，雖不是大病，但再好的身體也會難以忍受慢性消耗、作痛的腹部，以及外出常頻繁跑廁所的尷尬。

從西醫的角度，導致腹瀉的因素有情志、微生物感染等。中醫認為此病屬於「泄瀉」「痢疾」「腸風」「髒毒」範疇，潰瘍性結腸炎病變在脾胃和大小腸，脾虛、濕濁為該病的主要誘因。找出病因後，治療時要做到標本兼顧、溫中健脾、澀腸止利、化濁。我選擇的基本方為「附子理中湯」，可以根據患者的病情加減。

一位三十歲上下的女性帶母親來看病。為了讓食物可口，女孩烹調時用了太多食用油，飯後，母親開始消化不良要去廁所。從飯後到就診前的短短幾小時，就去了五次廁所。女兒擔心母親脫水，便帶她來這。

我看到她的第一眼發現她面色蒼白、神疲倦怠，好像連走路都要扶一把。再看看舌苔，舌淡，苔薄白；把脈，則脈沉細弱。我問她是不是喜歡喝溫熱的食物，特別怕冷。她說，你怎麼知道，在家很冷，把能穿的厚衣服都穿上了，還覺得冷。

她還說，在家裡大號次數也比較多，一天有三四次，大多是清晨四五點鐘，一聽到肚子咕嚕咕嚕，就要立刻起床去廁所，解完後症狀就消失了。還有比較奇怪的現象是，每次飯後必然要去廁所，這邊吃完那邊拉，症狀一拖就是二十多年。如果碰上次數特別多就吃點止瀉藥，次數就會減少。時好時壞，除了人瘦點之外也沒有其他毛病，她也沒有在意。

根據表述，這屬於脾腎陽虛，命門火衰，火不暖土。我讓她停服其他止瀉的西藥，開了六劑附子理中湯，用水煎服。

一星期後，她女兒再次來到我的診室，高興地說母親腹瀉次數明顯減少了，以前每次腹瀉前肚子都會咕嚕咕嚕響，現在也好了不少。只是母親明天就要回老家了，問我是否需要帶藥回去。我為她開了三劑附子理中湯，加炒淮山十五克、黃芪二十克。

一個月後，老人的女兒專門來感謝我，說我將她母親二十年的腹瀉頑疾治好了，現在胃口好了很多，人也精神不少。

每年八九月為嬰幼兒秋季腹瀉高發期，此時去醫院，兒科裡肯定一片哭聲，家長八成是來陪孩子打點滴治療腹瀉的。幼兒秋季腹瀉屬病毒感染，使用抗生素類西藥治療幾乎無效，若此時改用中藥治療，效果甚好。

推薦中藥方劑：紅參、附片各五～十克，肉桂三～五克，茯苓十～十五克，甘草三克，隨年齡大小增減，每天一劑，用水煎汁，少量頻服，療效顯著。脫水者可以根據程度口服補液鹽，也可以用少量鹽、葡萄糖、溫水調成補液鹽，同樣能起到作用。

此方表面複雜，實際上是桂附理中湯與四神丸的組方。若孩子伴有傷食史和嘔吐，加用益黃散（青皮、陳皮、丁香、訶子、炙甘草）。腹脹可加用小茴香，防風。大便白淡、四肢不溫，加用附片、炮薑。發熱伴舌苔白黃厚膩，加用荷葉、薑汁炒黃連。

現在很多人都喜歡吃冰鎮西瓜、冰鎮飲料，殊不知貪食過多的冰鎮食物會對腸胃造成傷害，引發腹痛、腹瀉。此時因為胃對冷的刺激敏感，胃平滑肌和黏膜血管突然遇到過冷食物刺激，很容易收縮痙攣，引發胃痛或加重胃病。

所以夏天時，無論是老人、小孩還是孕婦，都不應吃冰鎮食物，要吃常溫食物。成年人如果貪食過多冰鎮食物，則會因為寒凝氣滯、脾胃虛寒導致腹痛、腹瀉。可以製作一些溫中散寒的食療方子，如服用生薑湯，多喝山藥、大棗、蓮子等熬成的粥。症狀嚴重則要及時就醫，以免耽誤病情。

呃逆不止，試試八角茴香湯

呃逆就是打嗝，指的是胃氣上逆，喉嚨間發出了短而急促的聲音。這是一種常見生理現象，因橫膈膜痙攣收縮而起。呃逆的原因有很多，有的病情較輕，能自行消退。但有些人會呃逆不止，這就屬於頑固性呃逆了。

我太太的胃腸功能自幼不好，飯後打嗝不止，中醫將其歸為「噯氣」之列，打嗝時難以自制，有時出聲有時不出聲，經常痛苦不堪。婚後，每次她打嗝不止時，我都會為她煎煮八角茴香汁，效果非常好。

將二十克生八角洗淨，捶碎，放入鍋中，倒入適量清水煎煮，等到煎至藥汁濃縮至一半時就可以服用了。

由於胃寒嚴重，因此熬煮八角茴香時我還倒入適量蜂蜜。連續喝了一個月，她的呃逆症狀就消失了，食欲也較以前大增。

八角茴香分佈在福建、廣東、廣西、雲南等地，其果實可用作調料，也可入藥。香味濃烈，具有驅蟲、溫中理氣、健胃止嘔、祛寒、興奮神經之功。八角茴香中的主要成分為茴香油，可以刺激胃腸神經血管，促進消化液分泌，同時增強胃腸動力，緩解胃痙攣，具有止呃逆之功。

但是要注意，野生的八角果實有劇毒，誤食會致死。因此，一定要到市場上購買人工種植的八角茴香，不能自行到野外採摘其果實，以免發生意外。

百病由腎起，胃好命就好

作　　者　張 霆
社　　長　陳蕙慧
副總編輯　李欣蓉
編　　輯　陳品潔
封面設計　比比司設計工作室
行銷企畫　姚立儷、尹子麟
讀書共和國集團社長　郭重興
發行人兼出版總監　曾大福
出　　版　木馬文化事業股份有限公司
發　　行　遠足文化事業股份有限公司
地　　址　231 新北市新店區民權路 108-3 號 8 樓
電　　話　（02）2218-1417
傳　　真　（02）2218-0727
E m a i l　service@bookrep.com.tw
郵撥帳號　19588272 木馬文化事業股份有限公司
客服專線　0800221029
法律顧問　華洋國際專利商標事務所 蘇文生律師
印　　刷　中原印刷股份有限公司
初　　版　2019 年 9 月
定　　價　360 元

國家圖書館出版品預行編目（CIP）資料

百病由腎起，胃好命就好 / 張霆著. -- 初版. -- 新北市：木馬文化出版：遠足文化發行，2019.09
面；　公分
ISBN 978-986-359-646-2（平裝）

1.中醫　2.腎臟　3.胃　4.健康法

413.345　　108002321